金·李东垣 撰

李一鸣 整理

中医临床必读丛书重刊

内外伤辨惑论

人民卫生出版社

·北京·

版权所有，侵权必究！

图书在版编目（CIP）数据

内外伤辨惑论 /（金）李东垣撰；李一鸣整理. —
北京：人民卫生出版社，2023.3
（中医临床必读丛书重刊）
ISBN 978-7-117-34540-8

Ⅰ. ①内…　Ⅱ. ①李…②李…　Ⅲ. ①中医内科学 —
研究 — 金代　Ⅳ. ①R25

中国国家版本馆 CIP 数据核字（2023）第 033883 号

人卫智网	www.ipmph.com	医学教育、学术、考试、健康，购书智慧智能综合服务平台
人卫官网	www.pmph.com	人卫官方资讯发布平台

中医临床必读丛书重刊
内外伤辨惑论
Zhongyi Linchuang Bidu Congshu Chongkan
Neiwaishang Bianhuolun

撰　　者：金·李东垣
整　　理：李一鸣
出版发行：人民卫生出版社（中继线 010-59780011）
地　　址：北京市朝阳区潘家园南里 19 号
邮　　编：100021
E - mail：pmph @ pmph.com
购书热线：010-59787592　010-59787584　010-65264830
印　　刷：三河市君旺印务有限公司
经　　销：新华书店
开　　本：889 × 1194　1/32　印张：3.25
字　　数：50 千字
版　　次：2023 年 3 月第 1 版
印　　次：2023 年 5 月第 1 次印刷
标准书号：ISBN 978-7-117-34540-8
定　　价：20.00 元

打击盗版举报电话：010-59787491　E-mail：WQ @ pmph.com
质量问题联系电话：010-59787234　E-mail：zhiliang @ pmph.com
数字融合服务电话：4001118166　E-mail：zengzhi @ pmph.com

重刊说明

中医药学是中华民族的伟大创造,是中国古代科学的瑰宝,也是打开中华文明宝库的钥匙,为中华民族繁衍生息做出了巨大贡献,对世界文明进步产生了积极影响。中华五千年灿烂文化,"伏羲制九针""神农尝百草",中医经典著作作为中医学的重要组成部分,是中医药文化之源、理论之基、临床之本。为了把这些宝贵的财富继承好、发展好、利用好,人民卫生出版社于2005年推出了《中医临床必读丛书》(简称《丛书》)(105种),随后于2017年推出了《中医临床必读丛书》(典藏版)(30种),丛书出版后深受读者欢迎,累计印制近900万册,成为了中医药从业人员和爱好者的必读经典。

毋庸置疑,中医古籍不仅是中医理论的基础,更是中医临床坚强的基石,提高临床疗效的捷径。每一位中医从业者,无不是从中医经典学起的。"读经典、悟原理、做临床、跟名师、成大家"是中医成才的必要路径。为了贯彻落实党的二十大报告指出的促进中医药传承创新发展和《关于推进新时代古籍工作的意见》要求,传承中医典籍精华,同时针对后疫情时代中医药在护佑人民健康方面的重要性以及大众对于中医经典的重视,我们因时因势调整和完善中医古籍出版工作,因此,在传承《丛书》原貌的基础上,对105种图书进行了改版,推出《中医临床必读丛书重刊》(简称《重刊》)。为了便于读者阅读,本版尽量保留原版风格,并采用双色印刷,将"养生类著作"单列,对每部图书的导读和相关文字进行了更新和勘误;同时邀请张伯礼院士和王琦院士为《重刊》作序,具体特点如下:

1. **精选底本,校勘严谨** 每种古籍均由各科专家遴选精善底本,加以严谨校勘,为读者提供精准的原文。在内容上,考虑中医临床人员的学习需要,一改过去加校记、注释、语译等方式,原则上只收原文,不作校记和注释,类似古籍的白文本。对于原文中俗体字、异体字、避讳字、古今字予以径改,不作校注,旨在使读者在研习之中渐得旨趣,体悟真谛。

2. **导读要览,入门捷径** 为了便于读者学习和理解,每本书前撰写了导读,介绍作者生平、成书背景、学术特点,重点介绍该书的主要内容、学习方法和临证思维方法,以及对临床的指导意义,对书的内容提要钩玄,方便读者抓住重点,提升学习和临证效果。

3. **名家整理,打造精品** 《丛书》整理者如余瀛鳌、钱超尘、郑金生、田代华、郭君双、苏礼等大部分专家都参加了我社 20 世纪 80 年代中医古籍整理工作，他们拥有珍贵而翔实的版本资料，具备较高的中医古籍文献整理水平与丰富的临床经验，是我国现当代中医古籍文献整理的杰出代表，加之《丛书》在读者心目中的品牌形象和认可度，相信《重刊》一定能够历久弥新，长盛不衰，为新时代我国中医药事业的传承创新发展做出更大的贡献。

主要分类和具体书目如下：

 经典著作

《黄帝内经素问》　　《金匮要略》

《灵枢经》　　　　　《温病条辨》

《伤寒论》　　　　　《温热经纬》

 诊断类著作

《脉经》　　　　　　《濒湖脉学》

《诊家枢要》

 通用著作

《中藏经》　　　　　《三因极一病证方论》

《伤寒总病论》　　　《素问病机气宜保命集》

《素问玄机原病式》　《内外伤辨惑论》

《儒门事亲》　　　　　《石室秘录》

《脾胃论》　　　　　　《医学源流论》

《兰室秘藏》　　　　　《血证论》

《格致余论》　　　　　《名医类案》

《丹溪心法》　　　　　《兰台轨范》

《景岳全书》　　　　　《杂病源流犀烛》

《医贯》　　　　　　　《古今医案按》

《理虚元鉴》　　　　　《笔花医镜》

《明医杂著》　　　　　《类证治裁》

《万病回春》　　　　　《医林改错》

《慎柔五书》　　　　　《医学衷中参西录》

《内经知要》　　　　　《丁甘仁医案》

《医宗金鉴》

4 各科著作

(1) 内科

《金匮钩玄》　　　　　　《张氏医通》

《秘传证治要诀及类方》　《张聿青医案》

《医宗必读》　　　　　　《临证指南医案》

《医学心悟》　　　　　　《症因脉治》

《证治汇补》　　　　　　《医学入门》

《医门法律》　　　　　　《先醒斋医学广笔记》

《温疫论》　　　　　《串雅内外编》

《温热论》　　　　　《医醇賸义》

《湿热论》　　　　　《时病论》

（2）外科

《外科精义》　　　　《外科证治全生集》

《外科发挥》　　　　《疡科心得集》

《外科正宗》

（3）妇科

《经效产宝》　　　　《傅青主女科》

《女科辑要》　　　　《竹林寺女科秘传》

《妇人大全良方》　　《济阴纲目》

《女科经纶》

（4）儿科

《小儿药证直诀》　　《幼科发挥》

《活幼心书》　　　　《幼幼集成》

（5）眼科

《秘传眼科龙木论》　《眼科金镜》

《审视瑶函》　　　　《目经大成》

《银海精微》

（6）耳鼻喉科

《重楼玉钥》　　　　《喉科秘诀》

《口齿类要》

(7)针灸科

《针灸甲乙经》　　　　《针灸大成》

《针灸资生经》　　　　《针灸聚英》

《针经摘英集》

(8)骨伤科

《永类钤方》　　　　　《世医得效方》

《仙授理伤续断秘方》　《伤科汇纂》

《正体类要》　　　　　《厘正按摩要术》

◈⑤　养生类著作

《寿亲养老新书》　　　《老老恒言》

《遵生八笺》

◈⑥　方药类著作

《太平惠民和剂局方》　《得配本草》

《医方考》　　　　　　《成方切用》

《本草原始》　　　　　《时方妙用》

《医方集解》　　　　　《验方新编》

《本草备要》

人民卫生出版社

2023 年 2 月

序 一

党的二十大报告提出，把马克思主义与中华优秀传统文化相结合。中医药学是中国古代科学的瑰宝，也是打开中华文明宝库的钥匙。当前，中医药发展迎来了天时、地利、人和的大好时机。特别是近十年来，党中央、国务院密集出台了一系列方针政策，大力推动中医药传承创新发展，其重视程度之高、涉及领域之广、支持力度之大，都是前所未有的。"识势者智，驭势者赢"，中医药人要乘势而为，紧紧把握住历史的机遇，承担起时代的责任，增强文化自信，勇攀医学高峰，推动中医药传承创新发展。而其中人才培养是当务之急，不可等闲视之。

作为中医药人才成长的必要路径，中医经典著作的重要性毋庸置疑。历代名医先贤，无不熟谙经典，并通过临床实践续先贤之学，创立弘扬新说；发皇古义，融会新知，提高临床诊治水平，推动中医药学术学科进步，造福于黎庶。孙思邈指出："凡欲为大医，必须谙《素问》《甲乙》《黄帝针经》……"李东垣发《黄帝内经》胃气学说之端绪，提出"内伤脾胃，百病由生"的观点,一部《脾胃论》成为内外伤病证辨证之圭臬。经典者,路志正国医大师认为:原为"举一纲而万目张,解一卷而众篇明"之作,经典之所以奉为经典,一是经过长时间的临床实践检验,具有明确的临床指导作用和理论价值;二是后代医家在学术流变中,不断诠释、完善并丰富了其内涵与外延,使其与时俱进,丰富和发展了理论。

如何研习经典,南宋大儒朱熹有经验可以借鉴:为学之道,莫先于穷理;穷理之要,必在于读书;读书之法,莫贵于循序而致精;而致精之本,则又在于居敬而持志。读朱子治学之典,他的《观书有感》诗歌可为证:"半亩方塘一鉴开,天光云影共徘徊。问渠那得清如许?为有源头活水来。"可诠释读书三态:一是研读经典关键是要穷究其理,理在书中,文字易懂但究理需结合临床实践去理解、去觉悟;更要在实践中去应用,逐步达到融汇贯通,圆机活法,亦源头活水之谓也。二是研读经典当持之以恒,循序渐进,读到豁然以明的时候,才能体会到脑洞明澄,如清澈见底的一塘活水,辨病识证,仿佛天光云影,尽映眼前的境界。三是研读经典者还需有扶疾治病、济世救人之大医精诚的精神;更重要的是,读经典还需怀着敬畏之心去研读赏析,信之用之日久方可发扬之;有糟粕可弃用，但须慎之。

在这次新型冠状病毒感染疫情的防治中，疫病相关的中医经典发挥了重要作用，2020年疫情初期我们通过流调和分析，明确了新型冠状病毒感染是以湿毒内蕴为核心病机、兼夹发病为临床特点的认识，有力指导了对疫情的防治。中医药早期介入，全程参与，有效控制转重率，对重症患者采取中西医结合救治，降低了病死率，提高了治愈率。所筛选出的"三药三方"也是出自古代经典。在中医药整建制接管的江夏方舱医院中，更是交出了564名患者零转重、零复阳，医护零感染的出色答卷。中西医结合、中西药并用成为中国抗疫方案的亮点，是中医药守正创新的一次生动实践，也为世界抗疫贡献了东方智慧，受到世界卫生组织（WHO）专家组的高度评价。

经典中蕴藏着丰富的原创思路，给人以启迪。青蒿素的发明即是深入研习古典医籍受到启迪并取得成果的例证。进入新时代，国家药品监督管理部门所制定的按古代经典名方目录管理的中药复方制剂，基于人用经验的中药复方制剂新药研发等相关政策和指导原则，也助推许多中医药科研人员开始从古典医籍中寻找灵感与思路，研发新方新药。不仅如此，还有学者从古籍中梳理中医流派的传承与教育脉络，以传统的人才培养方法与模式为现代中医药教育提供新的借鉴……可见中医药古籍中的内容对当代中医药科研、临床与教育均具有指导作用，应该受到重视与研习。

我们欣慰地看到，人民卫生出版社在20世纪50年代便开始了中医古籍整理出版工作，先后经过了影印、白文版、古籍校点等阶段，经过近70年的积淀，为中医药教材、专著建设做了大量基础性工作；并通过古籍整理，培养了一大批中医古籍整理名家和专业人才，形成了"品牌权威、名家云集""版本精良、校勘精准""读者认可、历久弥新"等鲜明特点，赢得了广大读者和行业内人士的普遍认可和高度评价。2005年，为落实国家中医药管理局设立的培育名医的研修项目，精选了105种中医经典古籍分为三批刊行，出版以来，重印近千万册，广受读者欢迎和喜爱。"读经典、做临床、育悟性、成明医"在中医药行业内蔚然成风，可以说这套丛书为中医临床人才培养发挥了重要作用。此次人民卫生出版社在《中医临床必读丛书》的基础上进行重刊，是践行中共中央办公厅、国务院办公厅《关于推进新时代古籍工作的意见》和全国中医药人才工作会议精神，以实际行动加强中医古籍出版工作，注重古籍资源转化利用，促进中医药传承创新发展的重要举措。

经典之书，常读常新，以文载道，以文化人。中医经典与中华文化血脉相通，是中医的根基和灵魂。"欲穷千里目，更上一层楼"，经典就是学术进步的阶梯。希望广大中医药工作者乃至青年学生，都要增强文化自觉和文化自信，传承经典，用好经典，发扬经典。

有感于斯，是为序。

中国工程院院士　国医大师

天津中医药大学　名誉校长　张伯礼

中国中医科学院　名誉院长

2023 年 3 月于天津静海团泊湖畔

序 二

中医药典籍浩如烟海，自先秦两汉以来的四大经典《黄帝内经》《难经》《神农本草经》《伤寒杂病论》，到隋唐时期的著名医著《诸病源候论》《备急千金要方》，宋代的《经史证类备急本草》《圣济总录》，金元时期四大医家刘完素、张从正、李东垣和朱丹溪的著作《素问玄机原病式》《儒门事亲》《脾胃论》《丹溪心法》等，到明清之际的《本草纲目》《医门法律》等，中医古籍是我国中医药知识赖以保存、记录、交流和传播的根基和载体，是中华民族认识疾病、诊疗疾病的经验总结，是中医药宝库的精华。

中华人民共和国成立以来，在中医药、中西医结合临床和理论研究中所取得的成果，与中医古籍研究有着密不可分的关系。例如中西医结合治疗急腹症，是从《金匮要略》大黄牡丹汤治疗肠痈等文献中得到启示；小夹板固定治疗骨折的思路，也是根据《仙授理伤续断秘方》等医籍治疗骨折强调动静结合的论述所取得的；活血化瘀方药治疗冠心病、脑血管意外和闭塞性脉管炎等疾病的疗效，是借鉴《医林改

15

错》等古代有关文献而加以提高的；尤其是举世瞩目的抗疟新药青蒿素，是基于《肘后备急方》治疟单方研制而成的。

党的二十大报告提出，深入实施科教兴国战略、人才强国战略。人才是全面建设社会主义现代化国家的重要支撑。培养人才，教育要先行，具体到中医药人才的培养方面，在院校教育和师承教育取得成就的基础上，我还提出了书院教育的模式，得到了国家中医药管理局和各界学者的高度认可。王琦书院拥有115位两院院士、国医大师的强大师资阵容，学员有岐黄学者、全国名中医和来自海外的中医药优秀人才代表。希望能够在中医药人才培养模式和路径方面进行探索、创新。

那么，对于个人来讲，我们怎样才能利用好这些古籍，来提升自己的临床水平？我以为应始于约，近于博，博而通，归于约。中医古籍博大精深，绝非只学个别经典即能窥其门径，须长期钻研体悟和实践，精于勤思明辨、临床辨证，善于总结经验教训，才能求得食而化，博而通，通则返约，始能提高疗效。今由人民卫生出版社对《中医临床必读丛书》(105种)进行重刊，我认为是件非常有意义的事，《重刊》校勘严谨，每本书都配有导读要览，同时均为名家整理，堪称精品,是在继承的基础上进行的创新,这无疑对提高临床疗效、推动中医药事业的继承与发展具有积极的促进作用,因此,我们也会将《重刊》列为书院教学尤其是临床型专家成长的必读书目。

韶光易逝,岁月如流,但是中医人探索求知的欲望是亘古不变的。我相信,《重刊》必将对新时代中医药人才培养和中医学术发展起到很好的推动作用。为此欣慰之至,乐为之序。

中国工程院院士 国医大师 王琦

2023 年 3 月于北京

原　序

　　中医药学是具有中国特色的生命科学,是科学与人文融合得比较好的学科,在人才培养方面,只要遵循中医药学自身发展的规律,把中医理论知识的深厚积淀与临床经验的活用有机地结合起来,就能培养出优秀的中医临床人才。

　　百余年西学东渐,再加上当今市场经济价值取向的影响,使得一些中医师诊治疾病常以西药打头阵,中药作陪衬,不论病情是否需要,一概是中药加西药。更有甚者不切脉、不辨证,凡遇炎症均以解毒消炎处理,如此失去了中医理论对诊疗实践的指导,则不可能培养出合格的中医临床人才。对此,中医学界许多有识之士颇感忧虑而痛心疾首。中医中药人才的培养,从国家社会的需求出发,应该在多种模式、多个层面展开。当务之急是创造良好的育人环境。要倡导求真求异、学术民主的学风。国家中医药管理局设立了培育名医的研修项目,第一是参师襄诊,拜名师并制订好读书计划,因人因材施教,务求实效。论其共性,则需重视"悟性"的提高,医理与易理相通,重视易经相关理论的学习；还有文献学、逻辑学、生命科学原理与生物信息学等知识的学习运用。"悟性"主要体现在联系临床，提高思辨能力，破解疑难病例，获取疗效。再者是熟读一本临证案头书，研修项目精选的书目可以任选，作为读经典医籍研修晋级保底的基本功。第二是诊疗环境，我建议城市与乡村、医院与诊所、病房与门诊可以兼顾，总以多临证、多研讨为主。若参师三五位以上，年诊千例以上，必有上乘学问。第三是求真务实，"读经典做临床"关键在"做"字上苦下功夫，敢于置疑而后验证、诠释，进而创新，诠证创新自然寓于继承之中。

中医治学当溯本求源，古为今用，继承是基础，创新是归宿，认真继承中医经典理论与临床诊疗经验，做到中医不能丢，进而才是中医现代化的实施。厚积薄发、厚今薄古为治学常理。所谓勤求古训、融会新知，即是运用科学的临床思维方法，将理论与实践紧密联系，以显著的疗效，诠释、求证前贤的理论，于继承之中求创新发展，从理论层面阐发古人前贤之未备，以推进中医学科的进步。

综观古往今来贤哲名医，均是熟谙经典、勤于临证、发皇古义、创立新说者。通常所言的"学术思想"应是高层次的成就，是锲而不舍长期坚持"读经典做临床"，并且，在取得若干鲜活的诊疗经验基础上，应是学术闪光点凝聚提炼出的精华。笔者以弘扬中医学学科的学术思想为己任，绝不敢言自己有什么学术思想，因为学术思想一定要具备创新思维与创新成果，当然是在以继承为基础上的创新；学术思想必有理论内涵指导临床实践，能提高防治水平；再者，学术思想不应是一病一证一法一方的诊治经验与心得体会。如金元大家刘完素著有《素问病机气宜保命集》，自述"法之与术，悉出《内经》之玄机"，于刻苦钻研运气学说之后，倡"六气皆从火化"，阐发火热症证脉治，创立脏腑六气病机、玄府气液理论。其学术思想至今仍能指导温热、瘟疫的防治。严重急性呼吸综合征（SARS）流行时，运用玄府气液理论分析证候病机，确立治则治法，遣药组方获取疗效，应对突发公共卫生事件，造福群众。毋庸置疑，刘完素是"读经典做临床"的楷模，而学习历史，凡成中医大家名师者基本如此，即使当今名医具有卓越学术思想者，亦无例外。因为经典医籍所提供的科学原理至今仍是维护健康、防治疾病的准则，至今仍葆其青春，因此"读经典做临床"具有重要的现实意义。

值得指出，培养临床中坚骨干人才，造就学科领军人物是当务之急。在需要强化"读经典做临床"的同时,以唯物主义史观学习易理易道易图,与文、史、哲、逻辑学交叉渗透融合,提高"悟性",指导诊疗工作。面对新世纪,东学西渐是另一股潮流,国外学者研究老聃、孔丘、朱熹、沈括之学,以应对技术高速发展与理论相对滞后的矛盾日趋突出的现状。譬如老聃是中国宇宙论的开拓者,惠施则注重宇宙中一般事物的观察。他解释宇宙为总包一切之"大一"与极微无内之"小一"构成,大而无外小而无内,大一寓有小一,小一中又涵有大一,两者相兼容而为用。如此见解不仅对中医学术研究具有指导作用,对宏观生物学与分子生物学的连接,纳入到系统复杂科学的领域至关重要。近日有学者撰文讨论自我感受的主观症状对医学的贡献和医师参照的意义;有学者从分子水平寻求直接调节整体功能的物质,而突破靶细胞的发病机制;有医生运用助阳化气、通利小便的方药同时改善胃肠症状,治疗幽门螺杆菌引起的胃炎;还有医生使用中成药治疗老年良性前列腺增生,运用非线性方法,优化观察指标,不把增生前列腺的直径作为唯一的"金"指标,用综合量表评价疗效而获得认许,这就是中医的思维,要坚定地走中国人自己的路。

　　人民卫生出版社为了落实国家中医药管理局设立的培育名医的研修项目,先从研修项目中精选20

种古典医籍予以出版，余下 50 余种陆续刊行，为我们学习提供了便利条件，只要我们"博学之，审问之，慎思之，明辨之，笃行之"，就会学有所得、学有所长、学有所进、学有所成。治经典之学要落脚临床，实实在在去"做"，切忌坐而论道，应端正学风，尊重参师，教学相长，使自己成为中医界骨干人才。名医不是自封的，需要同行认可，而社会认可更为重要。让我们互相勉励，为中国中医名医战略实施取得实效多做有益的工作。

王永炎

2005 年 7 月 5 日

导　读

《内外伤辨惑论》,一称《内外伤辨》,是金代名医李东垣的代表作之一,也是唯一一本他生前定稿并有自序的著作。全书阐述了对内伤病辨治的独到见解,反映了东垣保护脾胃元气,从脾胃论治内伤病的学术特点。

一、《内外伤辨惑论》与作者

《四库全书》提要载:"前有自序,题丁未岁,序中称'此论束之高阁十六年',以长历推之,其书盖出于金哀宗之正大九年辛卯也。"序中提及的丁未年即公元 1247 年,金哀宗正大九年即 1231 年,因此后世学者多认为此书成书于 1231 年。但是细观之,书中有"向者壬辰改元,……,余在大梁,……以平生已试之效,著《内外伤辨惑论》一篇"等文字(《内外伤辨惑论·辨阴证阳证》),说明书中至少有部分内容是在壬辰(1232)改元后补入的。因此,笔者推测东垣在 1231 年完成了本书的初稿,之后或有修改增补,至

1247 年写序时才最后定稿。

作者李杲(1180—1251),字明之,晚号东垣老人,宋金时真定(今河北正定地区)人。年轻时母病,为医杂治而亡,东垣痛感因不知医而不能尽孝,遂立志学医,后捐千金拜名医张元素为师。张元素对《黄帝内经》(简称《内经》)很有研究,主张治病从辨识脏腑的虚实着手,根据气候和病人的体质灵活用药。东垣尽得其学,而且成就超越了其师。

东垣在张元素脏腑学说的启示下,阐发《内经》"土者生万物"的理论,提出了"人以胃气为本"的学说,强调脾胃在精气升降中的重要作用,因而倡导补中升阳等用药法度,被后世称为"补土派",与刘河间、张子和、朱丹溪齐名,合称金元四大家。

东垣生平著述颇多,存世而广为流传的有《内外伤辨惑论》《脾胃论》《兰室秘藏》《医学发明》《活法机要》和《东垣试效方》等。其中《内外伤辨惑论》是他的代表作之一。

二、主要学术特点及对临床的指导意义

《内外伤辨惑论》目前是祖国医学第一部内伤病学专著。全书 3 卷,卷上主要是辨证,从各方面讨论内伤病与外感病的区别；卷中论饮食劳倦所伤，尤其是劳倦伤元气；卷下论饮食内伤，提出对此病的看法，以及如何根据所伤病情正确处理等问题。

1. 内伤与外感病的辨别

东垣所处时代，战乱频仍，人民饥困劳役，寒温失所，疾病丛生，但时医大多背本趋末，舛错莫省，内外不辨，虚实逆行。深感于此，东垣著书专述内伤与外感病之鉴别，以此"推明前哲之余论，历举近世之变故，庶几同志者，审其或中，触类而长之，免后人之横夭耳"（《内外伤辨惑论·辨阴证阳证》）。

东垣通过辨阴证阳证、辨脉、辨寒热、辨外感八风之邪等 13 "辨"来阐述内伤与外感病的不同。例如，在"辨口鼻"中，东垣认为内伤饮食劳倦，首先犯于脾胃，脾开窍于口，其病理变化直接表现于口："必口失谷味，必腹中不和，必不欲言，纵勉强对答，声必怯弱，口沃沫多唾"；而外感风寒，首先犯肺，肺开窍于鼻，故其病理最易表现于鼻："鼻气不利，声重浊不清利，其言壅塞盛有力"，如果是伤寒则鼻壅塞而干，如伤风则鼻流清涕。可见东垣辨证之精细。

本卷最后两篇指出两种情况尤需细辨：第一种是因劳役所致表虚而不慎感受的风寒与外感风寒的辨别。第二种是暑天劳役过甚与阳明中热白虎汤证的辨别。说明东垣对内伤病与外感病的种种不同表现观察得非常细致，说理清晰，而且十分强调它的重要性，不能审此，是"实实虚虚，医杀之耳"（《内外伤辨惑论·辨阴证阳证》）。

2. 饮食劳倦脾胃内伤论

东垣禀《内经》之义，重视后天之本，他认为"人受水谷之气以生，所谓清气、荣气、卫气、春升之气，皆胃气之别称"（《内外伤辨惑论·饮食劳倦论》）。如果饮食失节则脾胃受伤，进而会导致元气损耗。因此，虽然内伤病与外感病在证候的某些方面有相似，但其本质却大相径庭。"伤外为有余"，"伤内为不足"，因而治疗方法是"有余者泻之"，"不足者补之"。"内伤不足之病，苟误认作外感有余之病而反泻之，则虚其虚也。""惟当以甘温之剂，补其中，升其阳，甘寒以泻其火则愈。"这是《内经》"劳者温之"，"损者温之"的宗旨。据此东垣创立了补中益气汤。

东垣立补中益气汤的本旨是用黄芪来益皮毛闭腠理，用人参补肺气，用甘草来泻心火，用白术来除胃中热，用升麻、柴胡来引黄芪、甘草之气味上行，用陈皮理胸中之气，用当归来和血。这就是用甘温之剂补其中、升其阳的方法。而劳倦伤中之病，一年四季都可发生，因此应根据四时气候的变化随时加减。如果饮食劳倦脾胃内伤发生在长夏湿热大胜之令,便成为暑伤胃气之病,治以清暑益气汤、升阳散火汤等;发于秋燥之令,东垣称之为"肺之脾胃虚",治用升阳益胃汤等;发于冬寒之令,东垣称之为"肾之脾胃虚",治可用沉香温胃丸等。

由此可见,东垣主张从脾胃论治内伤病,但要审因论治,随时用药,灵活变通。甘温益气升阳是其主要成就,但其并未局限于此,这对现代临床也有很大的启发。

3. 内伤饮食的治法用药

东垣重视胃气,他认为"脾胃既损,是真气元气败坏,促人之寿"(《内外伤辨惑论·辨内伤饮食用药所宜所禁》)。因此,治疗内伤饮食,应用消导药要了解宜禁。他尊崇张元素的枳术丸,此方用白术的甘温补脾胃之元气,用其苦味除胃中之湿热,用枳实来泄心下痞闷,消化胃中所伤,并用荷叶以引胃气上升,烧饭协助白术滋养谷气,而补令胃厚。在枳术丸的基础上,东垣根据病情的不同变化创立了九首变方,其运用之灵活可见一斑。

东垣还指出,要"临病制方""随时用药"。因为饮食所伤,不能笼统而言,应根据病情重点,有针对性地给以恰当的消导方法。同时还要考虑所伤饮食的或寒或热,与时令气候的相互关系等,除消食外,要适当照顾时令配伍用药。

东垣还强调,应通过辨明"病气有余不足"来指导用药。"假令病气有余者,当急泻之以寒凉之剂,为邪气胜也;病气不足者,急当补之以辛甘温热之剂,此真气不足也"(《内外伤辨惑论·说病形有余不足当补当泻之理》)。并告诫医者,用药当本四时才能收到事半功倍的效果。

三、如何学习应用《内外伤辨惑论》

《内外伤辨惑论》虽然是只有两万来字的一本小书,但是要掌握其内涵要旨还是不容易的,首先要做到以下几点。

1. 学习东垣的辨证论治方法

本书书名已清楚地点明内容是讲内伤病与外感病的鉴别。这种鉴别贯穿于全书的始终,特别是上卷13论,几乎涵盖了整个中医诊断学的内容,其辨证之精细,观察之全面实在值得我们学习。我们要把这种辨证方法活用到临床具体病例的辨治中,也就是所谓"授之以鱼不如授之以渔"的意思。

2. 联系经典，了解其学术渊源

众所周知，东垣师从张元素，张元素的医学思想主要渊源于《内经》和《难经》。东垣在张元素脏腑议病的启示下，对《内经》《难经》等古典医籍的探讨，极为深刻。

东垣《内外伤辨惑论》常采用夹叙夹议的方式，每先引用《内经》《难经》的原文，进而作阐述发挥，最终总结出自己的观点。因此，理解《内经》《难经》中相关条文的意义，对理解东垣的学术思想有至关重要的作用。同样，掌握了东垣的脾胃学说也可以加深对经典著作的理解，从而提高自己的中医基础理论水平，可谓相辅相成，相得益彰。

3. 联系临床，掌握东垣制方用药的经验

学习古人经典，重要的一点是要将古人好的经验运用到现代临床中去，在认识了东垣的理论内涵后，进一步学习东垣的组方用药经验，就将理论与实践紧密结合起来了。

本书共载方四十余首。这些方并非全是东垣所创，其中包括活用仲景的瓜蒂散、五苓散。在这几十首方中有两大主方：其一是他创制的代表方——补中益气汤，其二是其师张元素的枳术丸。书中约有一半方剂是根据这两首方剂变化而来。读者在熟记东垣

方剂的同时应该仔细体会他灵活运用的心法，才能在临床上随机应变，得心应手。

《内外伤辨惑论》是东垣的第一部著作，其理论经验在他后续的《脾胃论》《兰室秘藏》《东垣试效方》以及其弟子罗天益的《卫生宝鉴》等书中均有发挥和完善。另外，东垣师承张元素，了解张氏的《医学启源》《脏腑标本寒热虚实用药式》等著作对理解东垣的理论也有所帮助。所以，如果要全面把握东垣对内伤病辨治的独到理论和经验，还应该学习上述相关著作，才能够有全面透彻的理解。

李一鸣

2007 年 1 月

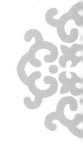

整理说明

一、该书现存较早、刊刻较精的是明嘉靖梅南书屋的《东垣十书》本，之后又有明万历年间《古今医统正脉全书》本及清《四库全书》本等多种明清刊本。本次以上海图书馆所藏明嘉靖八年(1529)辽藩朱宠瀼梅南书屋刻本为底本，以上述《医统》本、《四库》本为参校本进行整理。凡属校本增加的文字，一概不予增入，底本正确或文意可通者，虽校本文字有异，亦不改不注。

二、本书采用横排、简体，现代标点。书中有些章节篇幅较长，整理时据其内容予以适当分段。底本中用"右"字指代上文者，按横排习惯改为"上"字。

三、底本中个别地方目录与正文不一致，根据具体情况作了补正。

四、底本中的异体字、俗写字，或笔画差错残缺，或明显笔误，均径改作正体字，一般不出注。

五、底本引用《内经》篇名有省略，一律不改；引文内容有出入，但意思相似，文意可通者亦不改；个别引文有错讹者，出注改正。

六、底本提到易水张(元素)先生,有时作易张(元素)先生,今一律改为易水张(元素)先生。

七、书中药物名与今通行之名用字不同者(如"紫菀"作"紫苑","芫花"作"莞花"等),今径改作通用名。

内外伤辨惑论序

　　仆幼自受《难》《素》于易水张元素先生，讲诵既久，稍有所得。中年以来，更事颇多，诸所诊治，坦然不惑。曾撰《内外伤辨惑论》一篇，以证世人用药之误。陵谷变迁，忽成老境，神志既惰，懒于语言，此论束之高阁十六年矣。昆仑范尊师曲相奖借，屡以活人为言，谓此书果行，使天下之人不致夭折，是亦仁人君子济人利物之事，就令著述不已，精力衰耗，书成而死，不愈于无益而生乎！予敬受其言，仅力疾就成之，虽未为完备，聊答尊师慈悯之志。师，宋文正公之后也。

丁未岁重九日东垣老人李杲明之题

目
录

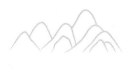

内外伤辨惑论
卷上

辨阴证阳证

曰甚哉！阴阳之证，不可不详也。遍观《内经》中所说，变化百病，其源皆由喜怒过度，饮食失节，寒温不适，劳役所伤而然。夫元气、谷气、荣气、清气、卫气、生发诸阳上升之气，此六者，皆饮食入胃，谷气上行，胃气之异名，其实一也。既脾胃有伤，则中气不足，中气不足，则六腑阳气皆绝于外，故经言五脏之气已绝于外者，是六腑之元气病也。气伤脏乃病，脏病则形乃应，是五脏六腑真气皆不足也。惟阴火独旺，上乘阳分，故荣卫失守，诸病生焉。其中变化，皆由中气不足，乃能生发耳。后有脾胃以受劳役之疾，饮食又复失节，耽病日久，事息心安，饱食太甚，病乃大作。概其外伤风寒，六淫客邪，皆有余之病，当泻不当补；饮食失节，中气不足之病，当补不当泻。举世医者，皆以饮食失节，劳役所伤，中气不足，当补之证，认作外感风寒、有余客邪之病，重泻其表，使荣卫之气外绝，其死只在旬日之间。所谓差之毫厘，谬以千里，可不详辨乎？

按《阴阳应象论》云：天之邪气，感则害人五脏。

是八益之邪,乃风邪伤人筋骨。风从上受之,风伤筋,寒伤骨,盖有形质之物受病也,系在下焦,肝肾是也。肝肾者,地之气。《难经》解云:肝肾之气,已绝于内,以其肝主筋,肾主骨,故风邪感则筋骨疼痛,筋骨之绝,则肾肝之本亦绝矣,乃有余之证也。又云:水谷之寒热,感则害人六腑,是七损之病,乃内伤饮食也。《黄帝针经》解云:适饮食不节,劳役所伤,湿从下受之。谓脾胃之气不足,而反下行,极则冲脉之火逆而上。是无形质之元气受病也,系在上焦心肺是也。心肺者,天之气。故《难经》解云:心肺之气已绝于外,以其心主荣,肺主卫。荣者血也,脉者血之府,神之所居也;卫者,元气七神之别名,卫护周身,在于皮毛之间也。肺绝则皮毛先绝,神无所依,故内伤饮食,则亦恶风寒,是荣卫失守,皮肤间无阳以滋养,不能任风寒也。皮毛之绝,则心肺之本亦绝矣,盖胃气不升,元气不生,无以滋养心肺,乃不足之证也。计受病之人,饮食失节,劳役所伤,因而饱食内伤者极多,外伤者间而有之。世俗不知,往往将元气不足之证,便作外伤风寒表实之证,而反泻心肺,是重绝其表也,安得不死乎?古人所谓实实虚虚,医杀之耳。若曰不然,请以众人之耳闻目见者证之。

　　向者壬辰改元,京师戒严,迨三月下旬,受敌者凡半月,解围之后,都人之不受病者,万无一二,既病而死者,继踵而不绝,都门十有二所,每日各门所送,多者二千,少者不下一千,似此者几三月,此百万人岂俱感风寒外伤者耶? 大抵人在围城中,饮食不节,及劳役所伤,不待言而知。由其朝饥暮饱,起居不时,寒温失所,动经三两月,胃气亏之久矣,一旦饱食太过,感而伤人,而又调治失宜,其死也无疑矣。非惟大梁为然,远在贞祐、兴定间,如东平,如太原,如凤翔,解围之后,病伤而死,无不然者。余在大梁,凡所亲见,有表发者,有以巴豆推之者,有以承气汤下之者,俄而变结胸、发黄,又以陷胸汤、丸及茵陈汤下之,无不死者。盖初非伤寒,以调治差误,变而似真伤寒之证,皆药之罪也。往者不可追,来者犹可及。辄以平生已试之效,著《内外伤辨惑论》一篇,推明前哲之余论,历举近世之变故,庶几同志者,审其或中,触类而长之,免后人之横夭耳! 僭易之罪,将何所逃乎?

辨 脉

古人以脉上辨内外伤于人迎、气口。人迎脉大于气口为外伤,气口脉大于人迎为内伤。此辨固是,但其说有所未尽耳。外感风寒,皆有余之证,是从前客邪来也,其病必见于左手,左手主表,乃行阳二十五度。内伤饮食及饮食不节,劳役所伤,皆不足之病也,必见于右手,右手主里,乃行阴二十五度。故外感寒邪,则独左寸人迎脉浮紧,按之洪大。紧者急甚于弦,是足太阳寒水之脉,按之洪大而有力,中见手少阴心火之脉,丁与壬合,内显洪大,乃伤寒脉也。若外感风邪,则人迎脉缓,而大于气口一倍,或二倍、三倍。内伤饮食,则右寸气口脉大于人迎一倍;伤之重者,过在少阴则两倍,太阴则三倍,此内伤饮食之脉。若饮食不节,劳役过甚,则心脉变见于气口,是心火刑肺,其肝木挟心火之势亦来薄肺,经云:侮所不胜,寡于畏者是也。故气口脉急大而涩数,时一代而涩也。涩者,肺之本脉;代者,元气不相接,脾胃不及之脉。洪大而数者,心脉刑肺也;急者,肝木挟心火而反克肺金也。若不甚劳役,惟右关脾脉大而数,谓独大于五脉,数中显缓,时一代也。如饮食不节,寒温失所,则先右关胃脉损弱,甚则隐而不见,惟内显脾脉之大数微缓,时一代也。宿食不消,则独右关脉沉而滑。经云:脉滑者,有宿食也。以此辨之,岂不明白易见乎!但恐山野间卒无医者,何以诊候?故复说病证以辨之。

辨寒热

外伤寒邪之证，与饮食失节、劳役形质之病，及内伤饮食，俱有寒热。举世尽将内伤饮食失节、劳役不足之病，作外伤寒邪、表实有余之证，反泻其表，枉死者岂胜言哉！皆由不别其寒热耳。今细为分解之。

外伤寒邪，发热恶寒，寒热并作。其热也翕翕发热，又为之拂拂发热，发于皮毛之上，如羽毛之拂，明其热在表也，是寒邪犯高之高者也。皮肤毛腠者，阳之分也，是卫之元气所滋养之分也。以寒邪乘之，郁遏阳分，阳不得伸，故发热也。其面赤，鼻气壅塞不通，心中烦闷，稍似袒裸，露其皮肤，已不能禁其寒矣，其表上虚热，止此而已。其恶寒也，虽重衣下幕，逼近烈火，终不能御其寒；一时一日，增加愈甚，必待传入里作下证乃罢。其寒热齐作，无有间断也。其内伤饮食不节，或劳役所伤，亦有头痛、项痛、腰痛，与太阳表证微有相似，余皆不同，论中辨之矣。内伤不足之病，表上无阳，不能禁风寒也，此则常常有之；其躁热发于肾间者，间而有之，与外中寒邪，略不相似。其恶风寒也，盖脾胃不足，荣气下流而乘肾肝，此痿厥气逆之渐也。若胃气平常，饮食入胃，其荣气上行，以舒于心肺，以滋养上焦之皮肤，腠理之元气也；既下流，其心肺无所禀受，皮肤间无阳，失其荣卫之外护，故阳分皮毛之间虚弱，但见风见寒，或居阴寒处、无日阳处，便恶之也，此常常有之，无间断者也。但避风寒及温暖处，或添衣盖，温养其皮肤，所恶风寒便不见矣。是热也，非表伤寒邪，皮毛间发热也。乃肾间受脾胃下流之湿气，闭塞其下，致阴火上冲，作蒸蒸而躁热。上彻头顶，傍彻皮毛，浑身躁热，作须待袒衣露居，近寒凉处即已，或热极而汗出而亦解。彼外伤恶寒发热，岂有汗出者乎？若得汗，则病愈矣。以此辨之，岂不如黑白之易见乎？

当内虚而伤之者，躁热也，或因口吸风寒之气，郁其阴火，使咽膈不通，其吸入之气欲入，为膈上冲脉之火所拒，使阴气不得入，其胸中之气为外风寒所遏而不得伸，令人口开目瞪，极则声发于外，气不能上下，塞于咽中而气欲绝。又或因哕、因呕、因吐，而躁热发必有所因，方有此证，其表虚恶风寒之证复见矣。表虚之弱，为阴火所乘，躁发须臾而过，其表虚无阳，不任风寒复见矣。是表虚无阳，常常有之，其躁热则间而有之，此二者不齐，躁作寒已，寒作躁已，非如外伤之寒热齐作，无有间断也。

百病俱有身热，又谓之肌热，又谓之皮肤间热，以手扪之方知者是也，乃肌体有形之热也，亦须皆待阴阳既和,汗出则愈矣。慎不可于此上辨之,以其虚实内外病皆有之,故难辨耳。只依此说,病人自觉发热恶寒之热及躁作之热上辨之,为准则矣。

辨外感八风之邪

辨外感八风之邪,或有饮食劳役所伤之重者,三二日间特与外伤者相似,其余证有特异名者,若不将两证重别分解,犹恐将内伤不足之证,误作有余外感风邪,虽辞理有重复处,但欲病者易辨,医者易治耳。

外感八风之邪,乃有余证也;内伤饮食不节,劳役所伤,皆不足之病也。其内伤亦恶风自汗,若在温暖无风处,则不恶矣,与外伤鼻流清涕,头痛自汗颇相似,细分之特异耳。外感风邪,其恶风自汗、头痛、鼻流清涕,常常有之,一日一时,增加愈甚,直至传入里作下证乃罢。语声重浊,高厉有力,鼻息壅塞而不通,能食,腹中和,口知味,大小便如常,筋骨疼痛,不能动摇,便著床枕,非扶不起。其内伤与饮食不节,劳役所伤,然亦恶风,居露地中,遇大漫风起,却不恶也;惟门窗隙中些小贼风来,必大恶也,与伤风、伤寒俱不同矣。况鼻流清涕,头痛自汗,间而有之。鼻中气短,少气不足以息,语则气短而怯弱,妨食,或食不下,或不

欲食,三者互有之。腹中不和,或腹中急而不能伸,口
不知五谷之味,小便频数而不渴。初劳役得病,食少,
小便赤黄,大便常难,或涩或结,或虚坐只见些小白
脓,时有下气,或泄黄如糜,或溏泄色白,或结而不通。
若心下痞,或胸中闭塞,如刀劙之痛,二者亦互作,不
并出也。有时胃脘当心而痛,上支两胁,痛必脐下相
火之势,如巨川之水,不可遏而上行,使阳明之经逆
行,乱于胸中,其气无止息,甚则高喘,热伤元气,令四
肢不收,无气以动,而懒倦嗜卧。以其外感风寒俱无
此证,故易为分辨耳。

辨手心手背

内伤及劳役饮食不节病,手心热,手背不热。外
伤风寒,则手背热,手心不热。此辨至甚皎然。

辨口鼻

若饮食劳役所伤,其外证必显在口,必口失谷味,
必腹中不和,必不欲言,纵勉强对答,声必怯弱,口沃
沫多唾,鼻中清涕或有或无,即阴证也。外伤风寒,则
其外证必显在鼻,鼻气不利,声重浊不清利,其言壅塞

盛有力,而口中必和。伤寒则面赤,鼻壅塞而干;伤风则鼻流清涕而已。《内经》云:鼻者肺之候,肺气通于天。外伤风寒,则鼻为之不利。口者,坤土也,脾气通于口,饮食失节,劳役所伤,口不知谷味,亦不知五味。又云:伤食恶食,伤食明矣。

辨气少气盛

外伤风寒者,故其气壅盛而有余;内伤饮食劳役者,其口鼻中皆气短促,不足以息。何以分之?盖外伤风寒者,心肺元气初无减损,又添邪气助之,使鼻气壅塞不利,面赤,不通,其鼻中气不能出,并从口出,但发一言,必前轻而后重,其言高,其声壮厉而有力。是伤寒则鼻干无涕,面壅色赤,其言前轻后重,其声壮厉而有力者,乃有余之验也;伤风则决然鼻流清涕,其声嗄,其言响如从瓮中出,亦前轻而后重,高揭而有力,皆气盛有余之验也。

内伤饮食劳役者,心肺之气先损,为热所伤,热既伤气,四肢无力以动,故口鼻中皆短气少气,上喘懒语,人有所问,十不欲对其一,纵勉强答之,其气亦怯,其声亦低,是其气短少不足之验也。明白如此,虽妇人女子亦能辨之,岂有医者反不能辨之乎?

辨头痛

内证头痛，有时而作，有时而止；外证头痛，常常有之，直须传入里实方罢。此又内外证之不同者也。

辨筋骨四肢

内伤等病，是心肺之气已绝于外，必怠惰嗜卧，四肢沉困不收，此乃热伤元气。脾主四肢，既为热所乘，无气以动。经云：热伤气。又云：热则骨消筋缓。此之谓也。若外伤风寒，是肾肝之气已绝于内。肾主骨，为寒，肝主筋，为风，自古肾肝之病同一治，以其递相维持也，故经言胆主筋，膀胱主骨是也。或中风，或伤寒，得病之日，便着床枕，非扶不起，筋骨为之疼痛，不能动摇，乃形质之伤。经云：寒伤形。又云：寒则筋挛骨痛。此之谓也。

辨外伤不恶食

辨外伤不恶食，若劳役、饮食失节、寒温不适，此三者皆恶食。

仲景《伤寒论》云：中风能食，伤寒不能食，二者皆口中和而不恶食。若劳役所伤及饮食失节、寒温不适三者，俱恶食，口不知五味，亦不知五谷之味。只此一辨，足以分内外有余不足二证也。伤寒证虽不能食，而不恶食，口中和，知五味，亦知谷味，盖无内证，则心气和，脾气通，知五谷之味矣。

辨渴与不渴

外感风寒之邪，三日已外，谷消水去，邪气传里，始有渴也。内伤饮食失节，劳役久病者，必不渴，是邪气在血脉中有余故也。初劳役形质，饮食失节，伤之重者，必有渴，以其心火炽，上克于肺金，故渴也。又当以此辨之。虽渴欲饮冷水者，当徐徐少与之，不可纵意而饮，恐水多峻下，则胃气愈弱，轻则为胀，重则传变诸疾，必反复闷乱，百脉不安，夜加增剧，不得安卧，不可不预度也。

辨劳役受病表虚不作表实治之

或因劳役动作，肾间阴火沸腾，事闲之际，或于阴凉处解脱衣裳，更有新沐浴，于背阴处坐卧，其阴火下行，还归肾间，皮肤腠理极虚无阳，但风来为寒凉所遏，表虚不任其风寒，自认外感风寒，求医解表，以重绝元气，取祸如反掌。苟幸而免者，致虚劳，气血皆弱，不能完复。且表虚之人，为风寒所遏，亦是虚邪犯表。始病一二日之间，特与外中贼邪有余之证颇相似处，故致疑惑，请医者只于气少气盛上辨之。其外伤贼邪，必语声前轻后重，高厉而有力；若是劳役所伤，饮食不节，表虚不足之病，必短气气促，上气高喘，懒语，其声困弱而无力，至易见也。若毫厘之误，则千里之谬。已上者辨证，别有治法用药正论，故作此说，分解于后。

辨证与中热颇相似

复有一等，乘天气大热之时，在于路途中劳役得之，或在田野间劳形得之；更或有身体薄弱，食少劳役过甚；又有修善常斋之人，胃气久虚，而因劳役得之者，皆与阳明中热白虎汤证相似，必肌体扪摸之壮热，必躁热闷乱，大恶热，渴而饮水，以劳役过甚之故，亦身疼痛。始受病之时，特与中热外得有余之证相似，若误与白虎汤，旬日必死。此证脾胃大虚，元气不足，口鼻中气皆短促而上喘。至日转以后，是阳明得时之

际,病必少减。若是外中热之病,必到日晡之际,大作
谵语,其热增加,大渴饮水,烦闷不止;其劳役不足者,
皆无此证,尤易为分解。若有难决疑似之证,必当待
一二日而求医治疗,必不至错误矣。

内外伤辨惑论
卷中

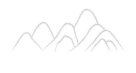

饮食劳倦论

古之至人，穷于阴阳之化，究乎生死之际，所著《内经》，悉言人以胃气为本。盖人受水谷之气以生，所谓清气、荣气、卫气、春升之气，皆胃气之别称也。夫胃为水谷之海，饮食入胃，游溢精气，上输于脾；脾气散精，上归于肺；通调水道，下输膀胱。水精四布，五经并行，合于四时五脏阴阳，揆度以为常也。

苟饮食失节，寒温不适，则脾胃乃伤；喜怒忧恐，劳役过度，而损耗元气。既脾胃虚衰，元气不足，而心火独盛。心火者，阴火也，起于下焦，其系系于心，心不主令，相火代之。相火，下焦包络之火，元气之贼也。火与元气不能两立，一胜则一负。脾胃气虚，则下流于肾肝，阴火得以乘其土位。故脾胃之证，始得之则气高而喘，身热而烦，其脉洪大而头痛，或渴不止，皮肤不任风寒，而生寒热。盖阴火上冲，则气高而喘，身烦热，为头痛，为渴，而脉洪大；脾胃之气下流，使谷气不得升浮，是生长之令不行，则无阳以护其荣卫，不任风寒，乃生寒热。皆脾胃之气不足所致也。

然而与外感风寒所得之证颇同而理异。内伤脾胃，乃伤其气；外感风寒，乃伤其形。伤外为有余，有余者泻之；伤内为不足，不足者补之。汗之、下之、吐之、克之，皆泻也；温之、和之、调之、养之，皆补也。内伤不足之病，苟误认作外感有余之病而反泻之，则虚其虚也。《难经》云：实实虚虚，损不足而益有余。如此死者，医杀之耳。然则奈何？曰：惟当以甘温之剂，补其中，升其阳，甘寒以泻其火则愈。《内经》曰：劳者温之，损者温之。盖温能除大热，大忌苦寒之药泻胃土耳。今立补中益气汤。

补中益气汤

黄芪劳役病热甚者一钱 甘草炙 已上各五分 人参去芦 升麻 柴胡 橘皮 当归身酒洗 白术已上各三分

上件㕮咀，都作一服，水二盏，煎至一盏，去柤，早饭后温服。如伤之重者，二服而愈，量轻重治之。

立方本指

夫脾胃虚者，因饮食劳倦，心火亢甚，而乘其土位，其次肺气受邪，须用黄芪最多，人参、甘草次之。脾胃一虚，肺气先绝，故用黄芪以益皮毛而闭腠理，不令自汗，损其元气。上喘气短，人参以补之。心火乘脾，须炙甘草之甘以泻火热，而补脾胃中元气；若脾胃急痛并太虚,腹中急缩者,宜多用之。经云:急者缓之。白术苦甘温,除胃中热,利腰脐间血。胃中清气在下,必加升麻、柴胡以引之,引黄芪、甘草甘温之气味上升,能补卫气之散解,而实其表也,又缓带脉之缩急。二味苦平,味之薄者,阴中之阳,引清气上升也。气乱于胸中,为清浊相干,用去白陈皮以理之,又能助阳气上升,以散滞气,助诸甘辛为用。口干嗌干加干葛。脾胃气虚,不能升浮,为阴火伤其生发之气,荣血大亏,荣气不营,阴火炽盛,是血中伏火日渐煎熬,血气日减,心包与心主血,血减则心无所养,致使心乱而烦,病名曰悗。悗者,心惑而烦闷不安也,故加辛甘微温之剂生阳气,阳生则阴长。或曰:甘温何能生血?曰:仲景之法,血虚以人参补之,阳旺则能生阴血,更以当归和之。少加黄柏以救肾水,能泻阴中之伏火。如烦犹不止,少加生地黄补肾水,水旺而心火自降。如气浮心乱,以朱砂安神丸镇固之则愈。

朱砂安神丸

朱砂五钱,另研水飞为衣　甘草五钱五分　黄连去须净,酒洗,六钱　当归去芦,二钱五分　生地黄一钱五分

《内经》曰:热淫所胜,治以甘寒,以苦泻之。以黄连之苦寒,去心烦,除湿热为君。以甘草、生地黄之甘寒,泻火补气,滋生阴血为臣。以当归补其血不足。

朱砂纳浮溜之火,而安神明也。

上件除朱砂外,四味共为细末,汤浸蒸饼为丸,如黍米大,以朱砂为衣。每服十五丸或二十丸,津唾咽下,食后,或温水、凉水少许送下亦得。此近而奇偶,制之缓也。

四时用药加减法

《内经》曰:胃为水谷之海。又云:肠胃为市,无物不包,无物不入,寒热温凉皆有之。其为病也不一。故随时证于补中益气汤中,权立四时加减法于后。

以手扪之而肌表热者,表证也,只服补中益气汤一二服,得微汗则已,非正发汗,乃阴阳气和,自然汗出也。

若更烦乱,如腹中或周身有刺痛,皆血涩不足,加当归身五分或一钱。

如精神短少,加人参五分,五味子二十个。

头痛,加蔓荆子三分;痛甚,加川芎五分。

顶痛、脑痛,加藁本五分,细辛三分。诸头痛,并用此四味足矣。

如头痛有痰,沉重懒倦者,乃太阴痰厥头痛,加半夏五分,生姜三分。

耳鸣,目黄,颊颔肿,颈肩臑肘臂外后廉痛,面赤,脉洪大者，以羌活二钱，防风、藁本已上各七分，甘草五分，通其经血；加黄芩、黄连已上各三分，消其肿；人参五分、黄芪七分，益元气而泻火邪，另作一服与之。

嗌痛颔肿，脉洪大，面赤者，加黄芩、甘草已上各三分，桔梗七分。

口干嗌干者，加葛根五分，升引胃气上行以润之。

如夏月咳嗽者，加五味子二十五个、麦门冬去心五分。

如冬月咳嗽，加不去根节麻黄五分。

如秋凉亦加。

如春月天温，只加佛耳草、款冬花已上各五分。

若久病痰嗽，肺中伏火，去人参，以防痰嗽增益耳。

食不下，乃胸中胃上有寒，或气涩滞，加青皮、木香已上各三分、陈皮五分，此三味为定法。

如冬月，加益智仁、草豆蔻仁已上各五分。

如夏月，少加黄芩、黄连已上各五分。

如秋月，加槟榔、草豆蔻、白豆蔻、缩砂已上各五分。

如春初犹寒，少加辛热之剂，以补春气之不足，为风药之佐，益智、草豆蔻可也。

心下痞，夯闷者，加芍药、黄连已上各一钱。

如痞腹胀，加枳实、木香、缩砂仁已上各三分、厚朴七分。如天寒，少加干姜或中桂桂心也。

心下痞，觉中寒，加附子、黄连已上各一钱。不能食而心下痞，加生姜、陈皮已上各一钱。能食而心下痞，加黄连五分、枳实三分。脉缓有痰而痞，加半夏、黄连已上各一钱。脉弦，四肢满，便难而心下痞，加黄连五分、柴胡七分、甘草三分。

腹中痛者，加白芍药五分、甘草三分。如恶寒觉冷痛，加中桂五分。

如夏月腹中痛，不恶寒，不恶热者，加黄芩、甘草已上各五分、芍药一钱，以治时热也。

腹痛在寒凉时，加半夏、益智、草豆蔻之类。

如腹中痛，恶寒而脉弦者，是木来克土也，小建中汤主之；盖芍药味酸，于土中泻木为君。如脉沉细，腹中痛，是水来侮土，以理中汤主之；干姜辛热，于土中泻水，以为主也。如脉缓，体重节痛，腹胀自利，米谷不化，是湿胜，以平胃散主之；苍术苦辛温，泻湿为主也。

胁下痛，或胁下缩急，俱加柴胡三分，甚则五分，甘草三分。

脐下痛者，加真熟地黄五分。如不已者，乃大寒也，加肉桂五分。遍阅《内经》中悉言小腹痛皆寒，非伤寒厥阴之证也，乃下焦血结膀胱，仲景以抵当汤并抵当丸主之。

小便遗失,肺金虚也,宜安卧养气,以黄芪、人参之类补之。不愈,则是有热也,黄柏、生地黄<small>已上各五</small><small>分</small>,切禁劳役。如卧而多惊,小便淋溲者,邪在少阳厥阴,宜太阳经所加之药,更添柴胡<small>五分</small>;如淋,加泽泻<small>五分</small>。此下焦风寒合病也。经云:肾肝之病同一治,为俱在下焦,非风药行经则不可,乃受客邪之湿热也,宜升举发散以除之。

大便秘涩,加当归一钱、大黄酒洗煨,五分或一钱。如有不大便者,煎成正药,先用清者一口,调玄明粉五分或一钱,如大便行则止。此病不宜大下之,必变凶证也。

脚膝痿软,行步乏力,或痛,乃肾肝伏热,少加黄柏<small>五分</small>,空心服;不已,更加汉防己<small>五分</small>。脉缓,显沉困怠惰无力者,加苍术、泽泻、人参、白术、茯苓、五味子<small>已上各五分</small>。

如风湿相搏,一身尽痛,以除风湿羌活汤主之。

除风湿羌活汤

羌活<small>七分</small> 防风 升麻 柴胡<small>已上各五分</small> 藁本 苍术<small>已上各一钱</small>

上件锉如麻豆大,都作一服,水二盏,煎至一盏,去粗,大温服之,空心,食前。

所以然者,为风药已能胜湿,故另作一服与之。

肩背痛,汗出,小便数而少,风热乘肺,肺气郁甚也,当泻风热则愈,通气防风汤主之。

通气防风汤

防风 羌活 陈皮 人参 甘草已上各五分 藁本 青皮已上各三分 白豆蔻 黄柏已上各二分 升麻 柴胡 黄芪已上各一钱

上㕮咀,都作一服,水二盏,煎至一盏,去柤,温服,食后。

如面白脱色,气短者,不可服。

肩背痛不可回顾者,此手太阳气郁而不行,以风药散之。脊痛项强,腰似折,项似拔,此足太阳经不通行,以羌活胜湿汤主之。

羌活胜湿汤

羌活 独活已上各一钱 藁本 防风 甘草炙 川芎已上各五分 蔓荆子三分

上㕮咀,都作一服,水二盏,煎至一盏,去柤,大温服,空心食前。

如身重,腰沉沉然,经中有寒湿也,加酒洗汉防己五分,轻者附子五分,重者川乌五分。

升阳顺气汤

治因饮食不节,劳役所伤,腹胁满闷,短气。遇春则口淡无味,遇夏虽热,犹有恶寒,饥则常如饱,不喜食冷物。

　　黄芪一两　半夏三钱,汤洗七次　草豆蔻二钱　神曲一钱五分,炒　升麻　柴胡　当归身　陈皮已上各一钱　甘草炙　黄柏已上各五分　人参去芦,三分

　　脾胃不足之证,须用升麻、柴胡苦平,味之薄者,阴中之阳,引脾胃中清气行于阳道及诸经,生发阴阳之气,以滋春气之和也;又引黄芪、人参、甘草甘温之气味上行,充实膝理,使阳气得卫外而为固也。凡治脾胃之药,多以升阳补气名之者此也。

　　上件㕮咀,每服三钱,水二盏,生姜三片,煎至一盏,去柤,温服,食前。

升阳补气汤

　　治饮食不时,饥饱劳役,胃气不足,脾气下溜,气短无力,不能寒热,早饭后转增昏闷,须要眠睡,怠惰,四肢不收,懒倦动作,及五心烦热。

　　厚朴姜制,五分　升麻　羌活　白芍药　独活　防风　甘草炙　泽泻已上各一钱　生地黄一钱五分　柴胡二钱五分

　　上件为粗末,每服五钱,水二盏,生姜三片,枣二枚,煎至一盏,去柤,大温服,食前。

　　如腹胀及窄狭,加厚朴。

　　如腹中似硬,加砂仁三分。

暑伤胃气论

《刺志论》云：气虚身热，得之伤暑。热伤气故也。《痿论》云：有所远行劳倦，逢大热而渴，则阳气内伐，内伐则热舍于肾；肾者水脏也，今水不能胜火，则骨枯而髓虚，足不任身，发为骨痿。故《下经》曰：骨痿者，生于大热也。此湿热成痿，令人骨乏无力，故治痿独取阳明。时当长夏，湿热大胜，蒸蒸而炽。人感之多四肢困倦，精神短少，懒于动作，胸满气促，肢节沉疼；或气高而喘，身热而烦，心下膨痞，小便黄而少，大便溏而频；或痢出黄糜，或如泔色，或渴或不渴，不思饮食，自汗体重；或汗少者，血先病而气不病也。其脉中得洪缓。若湿气相搏，必加之以迟，迟病虽互换少差，其天暑湿令则一也。宜以清燥之剂治之，名之曰清暑益气汤主之。

清暑益气汤

黄芪汗少者，减五分　苍术泔浸去皮，已上各一钱五分
升麻一钱　人参去芦　白术　橘皮　神曲炒　泽泻已上各五分　甘草炙　黄柏酒浸　当归身　麦门冬去心
青皮去白　葛根已上各三分　五味子九个

《内经》云：阳气者，卫外而为固也。炅则气泄。

今暑邪干卫,故身热自汗。以黄芪、人参、甘草补中益气为君;甘草、橘皮、当归身甘辛微温,养胃气、和血脉为臣。苍术、白术、泽泻渗利除湿。升麻、葛根苦甘平,善解肌热,又以风胜湿也。湿胜则食[1]不消而作痞满,故炒曲甘辛,青皮辛温,消食快气。肾恶燥,急食辛以润之,故以黄柏苦辛寒,借甘味泻热补水虚者,滋其化源。以五味子、麦门冬酸甘微寒,救天暑之伤庚金为佐也。

上㕮咀,作一服,水二盏,煎至一盏,去租,稍热服,食远。

此病皆因饮食失节,劳倦所伤,日渐因循,损其脾胃,乘暑天而作病也。

如汗大泄者,津脱也,急止之。加五味子十枚,炒黄柏五分,知母三分。此按而收之也。

如湿热乘其肾肝,行步不正,脚膝痿弱,两足敧侧,已中痿邪,加酒洗黄柏、知母已上各五分,令两足涌出气力矣。

如大便涩滞,隔一二日不见者,致食少,乃血中伏火而不得润也,加当归身、生地黄已上各五分、桃仁泥、麻仁泥已上各一钱以润之。

---

[1] 食,原作"湿",据《脾胃论》改。

夫脾胃虚弱之人，遇六七月霖雨，诸物皆润，人汗沾衣，身重短气，更逢湿旺，助热为邪，西北二方寒清绝矣，人重感之，则骨乏无力，其形如梦寐间，朦朦如烟雾中，不知身所有也。圣人立法，夏月宜补者，补天真元气，非补热火也，夏食寒者是也。故以人参之甘补气，麦门冬苦寒，泻热补水之源，五味子之酸，清肃燥金，名曰生脉散。孙真人云：五月常服五味子以补五脏之气，亦此意也。

参术调中汤

泻热补气，止嗽定喘，和脾胃，进饮食。

白术五分　黄芪四分　桑白皮　甘草炙　人参已
上各三分　麦门冬去心　青皮去白　陈皮去白　地骨皮
白茯苓已上各二分　五味子二十个

《内经》云：火位之主，其泻以甘。以黄芪甘温，泻热补气；桑白皮苦微寒，泻肺火定喘，故以为君。肺欲收，急食酸以收之。以五味子之酸，收耗散之气，止咳嗽。脾胃不足，以甘补之，故用白术、人参、炙甘草，苦甘温补脾缓中为臣。地骨皮苦微寒，善解肌热；茯苓甘平降肺火；麦门冬甘微寒，保肺气为佐。青皮、陈皮去白，苦辛温散胸中滞气为使也。

上件㕮咀，如麻豆大，都作一服，水二盏，煎至一盏，去租，大温服，早饭后，忌多语言劳役。

升阳散火汤

治男子妇人四肢发困热,肌热,筋骨间热,表热如火燎于肌肤,扪之烙手。夫四肢属脾,脾者,土也,热伏地中,此病多因血虚而得之也。又有胃虚过食冷物,郁遏阳气于脾土之中。并宜服之。

升麻　葛根　独活　羌活　白芍药　人参已上各五钱　甘草炙　柴胡已上各三钱　防风二钱五分　甘草生,二钱

上件㕮咀,如麻豆大,每服秤五钱,水二盏,煎至一盏,去柤,大温服,无时。忌寒凉之物。

当归补血汤

治肌热,燥热,困渴引饮,目赤面红,昼夜不息。其脉洪大而虚,重按全无。《内经》曰:脉虚血虚。又云:血虚发热,证象白虎,惟脉不长实为辨耳,误服白虎汤必死。此病得之于饥困劳役。

黄芪一两　当归酒洗,二钱

上件㕮咀,都作一服,水二盏,煎至一盏,去柤,温服,空心食前。

朱砂凉膈丸

治上焦虚热,肺脘咽膈有气,如烟抢上。

黄连　山栀子已上各一两　人参　茯苓已上各五钱　朱砂三钱,别研　脑子五分,别研

上为细末,研匀,炼蜜为丸,如梧桐子大,朱砂为衣,熟水送下五七丸,日进三服,食后。

黄连清膈丸

治心肺间有热,及经中热。

麦门冬去心,一两 黄连去须,五钱 鼠尾黄芩净刮,三钱

上为细末,炼蜜为丸,如绿豆大,每服三十丸,温水送下,食后。

门冬清肺饮

治脾胃虚弱,气促气弱,精神短少,衄血吐血。

紫菀茸一钱五分 黄芪 白芍药 甘草已上各一钱 人参去芦 麦门冬已上各五分 当归身三分 五味子三个

上㕮咀,分作二服,每服水二盏,煎至一盏,去粗,温服,食后。

《局方》中大阿胶丸亦宜用。

人参清镇丸

治热止嗽,消痰定喘。

柴胡 人参已上各一两五钱 生黄芩 半夏 甘草炙,已上各七钱五分 青黛六钱 麦门冬去心,三钱 陈皮去白 五味子去核,二钱

上件为细末,水糊为丸,如梧桐子大,每服三十丸至五十丸,温白汤送下,食后。

《局方》中人参清肺汤亦宜用。

皂角化痰丸

治劳风,心脾壅滞,痰涎盛多,喉中不利,涕唾稠粘,嗌塞吐逆,不思饮食,或时昏愦。

皂角木白皮酥炙　白附子炮　半夏汤洗七次
天南星炮　白矾枯　赤茯苓去皮　人参已上各一两
枳壳炒,二两

上为细末,生姜汁面糊为丸,如梧桐子大。每服三十丸,温水送下,食后。

白术和胃丸

治病久厌厌不能食,而脏腑或结或溏,此胃气虚弱也。常服则和中理气,消痰去湿,和脾胃,进饮食。

白术一两二钱　半夏汤洗七次　厚朴姜制,已上各一两
陈皮去白,八钱　人参七钱　甘草炙,三钱　枳实麸炒　槟
榔已上各二钱五分　木香一钱

上件为细末,生姜汁浸蒸饼为丸,如梧桐子大,每服三十丸,温水送下,食远。

肺之脾胃虚方

脾胃虚则怠惰嗜卧,四肢不收,时值秋燥令行,湿热少退,体重节痛,口干舌干,饮食无味,大便不调,小

便频数,不欲食,食不消,兼见肺病,洒淅恶寒,惨惨不乐,面色恶而不和,乃阳气不伸故也。当升阳益气,名之曰升阳益胃汤。

升阳益胃汤

黄芪二两　半夏洗,此一味脉涩者用　人参去芦甘草炙,已上各一两　独活　防风以秋旺,故以辛温泻之白芍药何故秋旺用人参、白术、芍药之类反补肺?为脾胃虚则肺最受邪,故因时而补,易为力也　羌活已上各五钱　橘皮四钱　茯苓小便利不渴者勿用　柴胡　泽泻不淋勿用白术已上各三钱　黄连一钱

上㕮咀,每服秤三钱,水三盏,生姜五片,枣二枚,煎至一盏,去粗,温服,早饭后。或加至五钱。

服药后,如小便罢而病加增剧,是不宜利小便,当少去茯苓、泽泻。

若喜食,一二日不可饱食,恐胃再伤,以药力尚少,胃气不得转运升发也,须薄味之食或美食助其药力,益升浮之气而滋其胃气,慎不可淡食以损药力,而助邪气之降沉也。

可以小役形体,使胃与药得转运升发,慎勿太劳役,使气复伤。若脾胃得安静尤佳。若胃气稍强,少食果以助谷药之力,经云:五谷为养,五果为助者也。

双和散

补血益气,治虚劳少力。

白芍药二两五钱　黄芪　熟地黄　川芎　当归已上各一两　甘草炙　官桂已上各七钱五分

上为粗末,每服四钱,水一盏半,生姜三片,枣二枚,煎至七分,去粗,温服。

大病之后,虚劳气乏者,以此调治,不热不冷,温而有补。

宽中进食丸

滋形气,喜饮食。

大麦蘗一两　半夏　猪苓去黑皮,已上各七钱　草豆蔻仁　神曲炒,已上各五钱　枳实麸炒,四钱　橘皮　白术　白茯苓　泽泻已上各二钱　缩砂仁一钱五分　干生姜　甘草炙　人参　青皮已上各一钱　木香五分

上为细末,汤浸蒸饼为丸,如梧桐子大,每服三十丸,温米饮送下,食后。

厚朴温中汤

治脾胃虚寒,心腹胀满,及秋冬客寒犯胃,时作疼痛。

厚朴姜制　橘皮去白,已上各一两　甘草炙　草豆蔻仁　茯苓去皮　木香已上各五钱　干姜七分

戊火已衰,不能运化,又加客寒,聚为满痛,散以

辛热,佐以苦甘,以淡泄之,气温胃和,痛自止矣。

上为粗散,每服五钱匕,水二盏,生姜三片,煎至一盏,去粗,温服,食前。忌一切冷物。

肾之脾胃虚方

沉香温胃丸

治中焦气弱,脾胃受寒,饮食不美,气不调和,脏腑积冷,心腹疼痛,大便滑泄,腹中雷鸣,霍乱吐泻,手足厥逆,便利无度。又治下焦阳虚,脐腹冷痛,及疗伤寒阴湿,形气沉困,自汗。

附子炮,去皮脐 巴戟酒浸,去心 干姜炮 茴香炮,已上各一两 官桂七钱 沉香 甘草炙 当归 吴茱萸洗,炒去苦 人参 白术 白芍药 白茯苓去皮 良姜 木香已上各五钱 丁香三钱

上为细末,用好醋打面糊为丸,如梧桐子大,每服五七十丸,热米饮送下,空心,食前,日进三服。忌一切生冷物。

凡脾胃之证,调治差误,或妄下之,末传寒中,复遇时寒,则四肢厥逆,而心胃绞痛,冷汗出。《举痛论》云:寒气客于五脏,厥逆上泄,阴气竭,阳气未入,故卒然痛死不知人,气复则生矣。夫六气之胜,皆能为病,

惟寒毒最重，阴主杀故也。圣人以辛热散之，复其阳气，故曰寒邪客之，得炅则痛立止，此之谓也。

神圣复气汤

治复气乘冬，足太阳寒水、足少阴肾水之旺[1]。子能令母实，手太阴肺实，反来侮土，火木受邪。腰背胸膈闭塞，疼痛，善嚏，口中涎，目中泣，鼻流浊涕不止，或息肉不闻香臭，咳嗽痰沫，上热如火，下寒如冰。头作阵痛，目中流火，视物䀮䀮，耳鸣耳聋，头并口鼻或恶风寒，喜日阳，夜卧不安，常觉痰塞，膈咽不通，口失味，两胁缩急而痛，牙齿动摇，不能嚼物，阴汗出，前阴冷。行步欹侧，起居艰难，掌中热，风痹麻木，小便数而昼多夜频，而欠，气短喘喝，少气不足以息，卒遗失无度。妇人白带，阴户中大痛，牵心而痛，面如赭色。食少，大便不调，心烦霍乱，逆气里急而腹痛，皮色白，后出余气，复不能努，或肠鸣，膝下筋急，肩胛大痛。此寒水来复，火土之雠也。

干姜炮为末，一钱三分　柴胡锉如豆大　羌活锉，已上各一钱　甘草锉　藁本已上各八分　升麻锉　半夏汤洗，已上各七分　当归身酒浸，锉，六分　防风锉如豆大

---

[1] 之旺：原无，据《脾胃论·脾胃损在调饮食适寒温》本方主治补。

郁李仁_{汤浸去皮，研如泥，入药同煎} 人参_{已上各五分}
附子_{炮，去皮脐，二分} 白葵花_{五朵，去心，细剪入}

上件药都作一服，水五盏，煎至二盏，入草豆蔻仁

_{面裹烧，面熟去皮干} 黄芪_{已上各一钱} 橘皮_{五分}

在内，再煎至一盏，再入下项药

枳壳_{五分} 黄柏_{酒浸} 黄连_{酒洗，已上各三分} 生
地黄_{汤洗，二分}

已上四味，预一日另用新水浸，又以

川芎_{细末} 蔓荆子_{已上各三分} 华细辛_{二分}

预一日，用新水半大盏，分作二处浸此三味，并黄
柏等煎正药，作一大盏，不去粗，入此浸者药，再上火
煎至一大盏，去粗，稍热服，空心。

又能治啮[1]颊、啮唇、啮舌，舌根强硬等证，如神。
宜食羊肉及厚滋味。大抵肾并膀胱经中有寒，元气不
足者，皆宜服之，神验。于月生月满时，隔三五日一
服，如病急，不拘时分服。

治法已试验者，学者当以意求其的，触类而长之，
则不可胜用矣。予病脾胃久衰，视听半失，此阴乘阳，
而上气短，精神不足，且脉弦，皆阳气衰弱，伏匿于阴
中故耳。癸卯岁六七月间，霖雨阴寒，踰月不止，时人

---

[1] 啮：原误作"齿"，据《素问·口问篇》改。

多病泻痢，乃湿多成五泄故也。一日，体重肢节疼痛，大便泄并下者三，而小便闭塞，默思《内经》有云：在下者，引而竭之。是先利小便也。又治诸泻而小便不利者，先分利之。又云：治湿不利小便，非其治也。法当利其小便，必用淡渗之剂以利之，是其法也。噫！圣人之法，虽布在方策，其不尽者，可以意求。今客邪寒湿之胜，自外入里而甚暴，若以淡渗之剂利之，病虽即已，是降之又降，复益其阴而重竭其阳也，则阳气愈削，而精神愈短矣，阴重强而阳重衰也。兹以升阳之药，是为宜耳。羌活、独活、升麻各一钱，防风半钱，炙甘草半钱。同㕮咀，水四盏，煎至一盏，去粗，热服，一服乃愈。大法云：寒湿之胜，助风以平之。又曰：下者举之。此得阳气升腾故愈，是因曲而为之直也。夫圣人之法，可以类推，举一则可以知百矣。

内外伤辨惑论
卷下

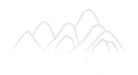

辨内伤饮食用药所宜所禁

内伤饮食,付药者,受药者,皆以为琐末细事,是以所当重者为轻,利害非细。殊不思胃气者,荣气也,卫气也,谷气也,清气也,资少阳生发之气也。人之真气衰旺,皆在饮食入胃,胃和则谷气上升。谷气者,升腾之气也,乃足少阳胆、手少阳元气始发生长,万化之别名也。饮食一伤,若消导药的对其所伤之物,则胃气愈旺,五谷之精华上腾,乃清气为天者也,精气、神气皆强盛,七神卫护,生气不乏,增益大旺,气血周流,则百病不能侵,虽有大风苛毒,弗能害也。此一药之用,其利博哉!

易水张先生,尝戒不可用峻利食药,食药下咽,未至药丸施化,其标皮之力始开,便言空快也,所伤之物已去;若更待一两时辰许,药尽化开,其峻利药必有情性,病去之后,脾胃安得不损乎?脾胃既损,是真气元气败坏,促人之寿。当时说下一药,枳实一两,麸炒黄色为度,白术二两,只此二味,荷叶裹烧饭为丸。以白术苦甘温,其甘温补脾胃之元气,其苦味除胃中之湿热,利腰脐间血,故先补脾胃之弱,过于枳实克化之药一倍。枳实味苦寒,泄心下痞闷,消化胃中所伤。此一药下胃,其所伤不能即去,须待一两时辰许,食则消化。是先补其虚,而后化其所伤,则不峻利矣。当是之时,未悟用荷叶烧饭为丸之理,老年味之始得,可谓神奇矣。荷叶之一物,中央空虚,象震卦之体。震者,动也,人感之,生足少阳甲胆也。甲胆者,风也,生化万物之根蒂也。《左传》云:履端于始,序则不愆。人之饮食入胃,营气上行,即少阳甲胆之气也;其手少阳三焦经,人之元气也,手足经同法,便是少阳元气生发也。胃气、谷气、元气,甲胆上升之气,一也,异名虽多,止是胃气上升者也。荷叶之体,生于水土之下,出于秽污之中,而不为秽污所染,挺然独立。其色青,形乃空,清而象风木者也。食药感此气之化,胃气何由不上升乎?其主意用此一味为引用,可谓远识深虑,合于道者也。更以烧饭和药,与白术协力,滋养谷气而补令胃厚,再不至内伤,其利广矣大矣!

若内伤脾胃,以辛热之物,酒肉之类,自觉不快,觅药于医者,此风习以为常,医者亦不问所伤,即付之以集香丸、巴豆大热药之类下之,大便下则物去,遗留食之热性、药之热性,重伤元气,七神不炽,经云:热伤气。正谓此也。其人必无气以动而热困，四肢不举，传变诸疾，不可胜数，使人真气自此衰矣。若伤生冷硬物，世医或用大黄、牵牛二味大寒药投之，物随药下，所伤去矣。遗留食之寒性、药之寒性，重泻其阳，阳去则皮肤筋骨肉血脉无所依倚，便为虚损之证。论言及此，令人寒心。

夫辛辣气薄之药，无故不可乱服，非止牵牛而已。《至真要大论》云：五味入胃，各先逐其所喜攻。攻者，克伐泻也。辛味下咽，先攻泻肺之五气。气者，真气，元气也。其牵牛之辛辣猛烈，夺人尤甚，饮食所伤，肠胃受邪，当以苦味泄其肠胃可也。肺与元气，何罪之有？夫牵牛不可用者有五，此其一也。况胃主血，为物所伤，物者，有形之物也，皆是血病，血病泻气，此其二也。且饮食伤于中焦，止合克化，消导其食，重泻上焦肺中已虚之气，此其三也。食伤肠胃，当塞因塞用，又寒因寒用，枳实、大黄苦寒之物，以泄有形是也，反以辛辣牵牛散泻真气，犯大禁四也。殊不知《针经》第一卷第一篇有云，外来客邪，风寒伤人五脏，若误泻胃气，必死，误补亦死。其死也，无气以动，故静；若内伤肠胃，而反泻五脏，必死，误补亦死。其死也，阴气有余，故躁。今内伤肠胃，是谓六腑不足之病，反泻上焦虚无肺气；肺者，五脏之一数也,为牵牛之类朝损暮损,其元气消耗,此乃暗里折人寿数,犯大禁五也。良可哀叹!故特著此论并方,庶令四海闻而行之,不至夭横耳!此老夫之用心也。

胃气岂可不养,复明养胃之理。故经曰:安谷则昌,绝谷则亡。水去则荣散,谷消则卫亡,荣散卫亡,神无所依。仲景云:水入于经,其血乃成;谷入于胃,脉道乃行。故血不可不养,胃不可不温,血温胃和,荣卫将行,常有天命。谷者,身之大柄也。《书》与《周礼》皆云:金木水火土谷,惟修以奉养五脏者也。内伤饮食,固非细事,苟妄服食药而轻生损命,其可乎哉!《黄帝针经》有说,胃恶热而喜清,大肠恶清冷而喜热,两者不和,何以调之?岐伯曰:调此者,饮食衣服,亦欲适寒温,寒无凄怆,暑无出汗;饮食者,热无灼灼,寒无沧沧,寒温中适,故气将持,乃不致邪僻也详说见于本经条下。是必有因用,岂可用俱寒俱热之食药,致损者与?

《内经》云:内伤者,其气口脉反大于人迎,一倍二倍三倍,分经用药。又曰:上部有脉,下部无脉,其人当吐,不吐者死。如但食不纳,恶心欲吐者,不问一倍二倍,不当正与瓜蒂散吐之,但以指或以物探去之。若所伤之物去不尽者,更诊其脉,问其所伤,以食药去之,以应塞因塞用,又谓之寒因寒用,泄而下降,乃应太阴之用。其中更加升发之药,令其元气上升,塞因塞用,因曲而为之直。何为曲? 内伤胃气是也。何为直? 而升发胃气是也。因治其饮食之内伤,而使生气增益,胃气完复,此乃因曲而为之直也。

若依分经用药,其所伤之物,寒热温凉,生硬柔软,所伤不一,难立定法,只随所伤之物不同,各立治法,临时加减用之。其用药又当问病人从来禀气盛衰,所伤寒物热物,是喜食而食之耶,不可服破气药;若乘饥困而食之耶,当益胃气;或为人所勉劝强食之,宜损血而益气也。诊其脉候,伤在何脏,方可与对病之药,岂可妄泄天真生气,以轻丧身宝乎? 且如先食热物而不伤,继之以寒物,因后食致前食亦不消化而伤者,当问热食寒食孰多孰少,斟酌与药,无不当矣。喻如伤热物二分,寒物一分,则当用寒药二分,热药一分,相合而与之,则荣卫之气必得周流。更有或先饮酒,而后伤寒冷之食,及伤热食,冷水与冰,如此不等,皆当验其节次所伤之物,约量寒热之剂分数,各各对证而与之,无不取验。自忖所定方药,未敢便为能尽药性之理,姑用指迷辨惑耳,随证立方,备陈于后。

易水张先生枳术丸

治痞，消食，强胃。

白术二两　枳实麸炒黄色,去穰,一两

上同为极细末，荷叶裹烧饭为丸，如梧桐子大，每服五十丸，多用白汤下，无时。白术者，本意不取其食速化，但久令人胃气强实，不复伤也。

橘皮枳术丸

治老幼元气虚弱，饮食不消，或脏腑不调，心下痞闷。

橘皮　枳实麸炒,去穰,已上各一两　白术二两

上件为细末，荷叶烧饭为丸，如梧桐子大，每服五十丸，熟水送下，食远。

夫内伤用药之大法，所贵服之强人胃气，令胃气益厚，虽猛食、多食、重食而不伤，此能用食药者也。此药久久益胃气，令人不复致伤也。

曲蘖枳术丸

治为人所勉劝强食之，致心腹满闷不快。

枳实麸炒,去穰　大麦蘖面炒　神曲炒,已上各一两
白术二两

上为细末，荷叶烧饭为丸，如梧桐子大，每服五十丸，用温水下，食远。

木香枳术丸

破滞气,消饮食,开胃进食。

木香　枳实麸炒,去穰,已上各一两　白术二两

上为细末,荷叶烧饭为丸,如梧桐子大,每服五十丸,温水送下,食远。

木香化滞汤

治因忧气食湿面,结于中脘,腹皮底微痛,心下痞满,不思饮食,食之不散,常常痞气。

半夏一两　草豆蔻仁　甘草炙,已上各五钱　柴胡四钱　木香　橘皮已上各三钱　枳实麸炒,去穰　当归稍已上各一钱　红花五分

上件锉如麻豆大,每服五钱,水二大盏,生姜五片,煎至一盏,去相,稍热服,食远。忌酒、湿面。

半夏枳术丸

治因冷食内伤。

半夏汤洗七次,焙干　枳实麸炒,已上各一两　白术二两

上同为极细末,荷叶烧饭为丸,如绿豆大,每服五十丸,温水送下,添服不妨。热汤浸蒸饼为丸亦可。

如食伤寒热不调,每服加上二黄丸十丸,白汤送下。

更作一方,加泽泻一两为丸,有小便淋者用。

丁香烂饭丸

治饮食所伤。

丁香　京三棱　广茂炮　木香已上各一钱　甘草炙　甘松去土　缩砂仁　丁香皮　益智仁已上各三钱　香附子五钱

上为细末，汤浸蒸饼为丸，如绿豆大，每服三十丸，白汤送下，或细嚼亦可，不拘时候。

治卒心胃痛甚效。

草豆蔻丸

治秋冬伤寒冷物，胃脘当心而痛，上支两胁，膈咽不通。

草豆蔻面裹煨，去皮取仁　枳实麸炒黄色　白术已上各一两　大麦蘖面炒黄色　半夏汤洗七次，日干　黄芩刮去皮，生　神曲炒黄色，已上各五钱　干生姜　橘皮　青皮已上各二钱　炒盐五分

上为极细末，汤浸蒸饼为丸，如绿豆大，每服五十丸，白汤下，量所伤多少，加减服之。

如冬月用，别作一药，不用黄芩，岁火不及，又伤冷物，加以温剂，是其治也。然有热物伤者，从权以寒药治之，随时之宜，不可不知也。

三黄枳术丸

治伤肉食湿面辛辣厚味之物，填塞闷乱不快。

黄芩二两 黄连酒洗 大黄湿纸裹煨 神曲炒 橘皮 白术已上各一两 枳实麸炒,五钱

上为细末,汤浸蒸饼为丸,如绿豆大一倍,每服五十丸,白汤送下,量所伤服之。

除湿益气丸

治伤湿面,心腹满闷,肢体沉重。

枳实麸炒黄色 神曲炒黄色 黄芩生用 白术已上各一两 萝卜子炒熟去秽气,五钱 红花三分,是三钱分十也

上同为极细末,荷叶裹烧饭为丸,如绿豆大,每服五十丸,白汤送下,量所伤多少服之。

上二黄丸

治伤热食痞闷,兀兀欲吐,烦乱不安。

黄芩二两 黄连去须酒浸,一两 升麻 柴胡已上各三钱 甘草二钱

一方加枳实麸炒,去穰,五钱

上为极细末,汤浸蒸饼为丸,如绿豆大,每服五七十丸,白汤送下,量所伤服之。

枳实导滞丸

治伤湿热之物,不得施化,而作痞满闷乱不安。

大黄一两 枳实麸炒,去穰 神曲炒,已上各五钱 茯苓去皮 黄芩去腐 黄连拣净 白术已上各三钱 泽泻二钱

上件为细末,汤浸蒸饼为丸,如梧桐子大,每服五十丸至七十丸,温水送下,食远,量虚实加减服之。

枳实栀子大黄汤

治大病差后,伤食劳复。

枳实一个,麸炒,去穰　栀子三枚半,肥者　豆豉一两二钱五分,绵裹

上以清浆水二盏,空煮退八分,内枳实、栀子,煮取八分,下豉,再煮五六沸,去粗,温服,覆令汗出。

若有宿食,内大黄如薄,棋子五六枚,同煎。

食膏粱之物过多,烦热闷乱者,亦宜服之。

白术丸

治伤豆粉、湿面、油腻之物。

枳实炒黄,一两一钱　白术　半夏汤浸　神曲炒黄,已上各一两　橘皮去穰,七钱　黄芩五钱　白矾枯,三分

上为极细末,汤浸蒸饼为丸,如绿豆一倍大,每服五十丸,白汤送下,量所伤加减服。素食多用干姜,故加黄芩以泻之。

木香见睨丸

治伤生冷硬物,心腹满闷疼痛。

神曲炒黄色　京三棱煨,已上各一两　石三棱去皮煨　草豆蔻面裹煨熟取仁　香附子炒香,已上各五钱　升麻

柴胡已上各三钱　木香二钱　巴豆霜五分

上为细末，汤浸蒸饼为丸，如绿豆一倍大，每服三十丸，温白汤下，量所伤多少服之。

三棱消积丸

治伤生冷硬物，不能消化，心腹满闷。

京三棱炮　广茂炒　炒曲已上各七钱　青橘皮

巴豆和皮米炒黑焦，去米　茴香炒　陈橘皮已上各五钱

丁皮　益智已上各三钱

上件为细末，醋打面糊为丸，如梧桐子大，每服十丸，加至二十丸，温生姜汤下，食前。量虚实加减，如更衣，止后服之。

备急大黄丸

疗心腹诸卒暴百病。

大黄　巴豆去皮　干生姜已上各一两

上须要精新好药，捣罗蜜和，更捣一千杵，丸如小豆大，每服三丸，老少量之。

若中恶客忤，心腹胀满卒痛，如锥刀刺痛，气急口噤，停尸卒死者，以暖水若酒服之。或不下，捧头起，令下咽，须臾差；未，更与三丸。以腹中鸣转，即吐下便愈。若口已噤，亦须折齿灌之，令入尤妙。忌芦笋、猪肉、冷水、肥腻之物。易水张先生又名独行丸，乃急剂也。

神应丸

治因一切冷物冷水及潼乳酪水，腹痛肠鸣，米谷不化。

黄蜡二两　巴豆　杏仁　百草霜　干姜已上各五钱丁香　木香已上各二钱

上先将黄蜡用好醋煮去粗秽，将巴豆、杏仁同炒黑，烟尽，研如泥，将黄蜡再上火，入小油半两，溶开，入在杏仁巴豆泥子内，同搅，旋下丁香、木香等药末，研匀，搓作挺子，油纸裹了旋丸用。每服三五十丸，温米饮送下，食前。日进三服。

如脉缓、体重、自利，乃湿气胜也，以五苓散、平胃散加炒曲相合而服之，名之曰对金饮子。

益胃散

治服寒药过多，或脾胃虚弱，胃脘痛。

陈皮　黄芪已上各七钱　益智仁六钱　白豆蔻仁泽泻　干生姜　姜黄已上各三钱　缩砂仁　甘草　厚朴　人参已上各二钱

上为细末。每服三钱，水一盏，煎至七分。温服，食前。

如脉弦，恶寒，腹痛，乃中气弱也，以仲景小建中汤加黄芪，钱氏异功散加芍药，选而用之。

如渴甚者，以白术散加葛根倍之。

饮食自倍肠胃乃伤分而治之

《痹论》云：阴气者，静则神藏，躁则消亡。饮食自倍，肠胃乃伤。此混言之也。分之为二：饮也，食也。又经云：因而大饮则气逆。因而饱食，筋脉横解，则肠澼为痔。饮者，无形之气，伤之则宜发汗、利小便，使上下分消其湿，解酲汤、五苓散之类主之。食者，有形之物，伤之则宜损其谷。其次，莫若消导，丁香烂饭丸、枳术丸之类主之；稍重则攻化，三棱消积丸、木香见睍丸之类主之；尤重者，则或吐或下，瓜蒂散、备急丸之类主之。以平为期。盖脾已伤，又以药伤，使营运之气减削，食愈难消。故《五常政论》云：大毒治病，十去其六；常毒治病，十去其七；小毒治病，十去其八；无毒治病，十去其九；谷肉果菜，食养尽之。无使过之，伤其正也。不尽，行复如法。圣人垂此严戒，是为万世福也。如能慎言语、节饮食，所谓治未病也。

论酒客病

夫酒者，大热有毒，气味俱阳，乃无形之物也。若伤之，止当发散，汗出则愈矣，此最妙法也；其次，莫如利小便。二者乃上下分消其湿，何酒病之有！今之酒病者，往往服酒癥丸大热之药下之，又有用牵牛、大黄下之者，是无形元气受病，反下有形阴血，乖误甚矣！酒性大热，已伤元气，而复重泻之，况亦损肾水，真阴及有形阴血俱为不足，如此则阴血愈虚，真水愈弱，阳毒之热大旺，反增其阴火，是谓元气消亡，七神何依，折人长命。不然，则虚损之病成矣。《金匮要略》云：酒疸下之，久久为黑疸。慎不可犯此戒！不若令上下分消其湿，葛花解酲汤主之。

葛花解酲汤

白豆蔻仁　缩砂仁　葛花已上各五钱　干生姜　神曲炒黄　泽泻　白术已上各二钱　橘皮去白　猪苓去皮　人参去芦　白茯苓已上各一钱五分　木香五分　莲花青皮去穰,三分

上为极细末，秤和匀，每服三钱匕，白汤调下，但得微汗，酒病去矣。此盖不得已而用之，岂可恃赖日日饮酒！此药气味辛辣，偶因酒病服之，则不损元气，何者？敌酒病故也，若频服之，损人天年。

除湿散

治伤马乳并牛羊酪水，一切冷物。

神曲炒黄,一两　茯苓七钱　车前子炒香　泽泻已

上各五钱　半夏汤洗　干生姜已上各三钱　甘草炙　红花已上各二钱

上同为极细末,每服三钱匕,白汤调下,食前。

五苓散

治伤寒温热病,表里未解,头痛发热,口燥咽干,烦渴饮水,或水入即吐,或小便不利,及汗出表解,烦渴不止者,宜服之。又治霍乱吐利,燥渴引饮之证。

泽泻二两五钱　猪苓　茯苓　白术已上各一两五钱　桂一两

上为细末,每服二钱。热汤调服,不计时候。服讫,多饮热汤,有汗出即愈。

又治瘀热在里,身热黄疸,浓煎茵陈蒿汤调下,食前服之。

如疸发渴,及中暑引饮,亦可用水调服之。

临病制方

《至真要论》云:湿淫所胜,治以苦温,佐以甘辛,以汗为故而止。以淡泄之。得其法者,分轻重而制方。《金匮要略》云:腰已上肿者,发汗乃愈;腰已下肿者,当利小便。由是大病差后,腰已下有水气者,牡蛎泽泻散主之。又云：治湿不利小便，非其治也，制五苓散以利之。孙真人疗肤革肿，以五皮散，乃述类象形之故也。《水热穴论》云：上为喘呼，下为肿满，不得卧者，标本俱病，制神秘汤以去之。《活人书》云：均是水气，干呕微利，发热而咳，为表有水，小青龙汤加芫花主之。身体凉，表证罢，咳而胁下痛，为里有水，十枣汤主之。亦是仲景方也。易水张先生云，仲景药为万世法，号群方之祖，治杂病若神，后之医者，宗《内经》法，学仲景心，可以为师矣。

随时用药

治伤冷饮者，以五苓散，每服三钱或四钱匕，加生姜煎服之。

治伤食兼伤冷饮者，煎五苓散送下半夏枳术丸服之。

治伤冷饮不恶寒者，腹中亦不觉寒，惟觉夯闷身重，饮食不化者，或小便不利，煎去桂五苓散，依前斟酌服之。

假令所伤前后不同，以三分为率，伤热物二分，伤生冷硬物一分，用寒药三黄丸二停，用热药木香见睍丸一停，合而服之。又如伤生冷物二分，伤热物一分，用热药木香见睍丸二停,用寒药三黄丸一停,合而服之。

假令夏月大热之时,伤生冷硬物,当用热药木香见睍丸治之,须少加三黄丸,谓天时不可伐,故加寒药以顺时令;若伤热物,只用三黄丸,何谓? 此三黄丸时药也。

假令冬天大寒之时,伤羊肉湿面等热物,当用三黄丸治之,须加热药少许,草豆蔻丸之类是也,为引用,又为时药。经云:必先岁气,无伐天和。此之谓也,余皆仿此。

吐法宜用辨上部有脉下部无脉

上部有脉,下部无脉,其人当吐,不吐者死,何谓也? 下部无脉,此所谓木郁也。饮食过饱,填塞胸中,胸中者,太阴之分野。经云:气口反大于人迎三倍,食伤太阴,故曰木郁则达之,吐者是也。

瓜蒂散

瓜蒂　赤小豆

上二味,为极细末,每服一钱匕,温浆水调下,取吐为度。若不两手尺脉绝无,不宜便用此药,恐损元气,令人胃气不复。若止是胸中窒塞,闷乱不通,以指探去之;如不得吐者,以物探去之,得吐则已;如食不去,用此药去之。

解云:盛食填塞于胸中,为之窒塞,两手寸脉当主事,两尺脉不见,其理安在?胸中有食,故以吐出之。食者,物也。物者,坤土也,是足太阴之号也。胸中者,肺也,为物所填。肺者,手太阴金也,金主杀伐也,与坤土俱在于上,而旺于天。金能克木,故肝木生发之气伏于地下,非木郁而何?吐去上焦阴土之物,木得舒畅,则郁结去矣。

食塞于上,脉绝于下,若不明天地之道,无由达此至理。水火者,阴阳之徵兆,天地之别名也,故曰独阳不生,独阴不长。天之用在于地下,则万物生长矣;地之用在于天上,则万物收藏矣。此乃天地交而万物通也,此天地相根之道也。故阳火之根本于地下,阴水之源本于天上,故曰水出高源。故人五脏主有形之物,物者,阴也,阴者,水也,右三部脉主之,偏见于寸口,食塞其上,是绝五脏之源,源绝则水不下流,两尺竭绝,此其理也,何疑之有?

重明木郁则达之之理

或曰:食盛填塞于胸中,为之窒塞也,令吐以去其所伤之物,物去则安。胸中者,太阴肺之分野,木郁者,遏于厥阴肝木于下,故以吐伸之,以舒畅阳和风木之气也,此吐乃泻出太阴之塞。何谓木郁?请闻其说。答曰:此大神灵之问,非演说大道,不能及于此。

天地之间,六合之内,惟水与火耳。火者,阳也,升浮之象也,在天为体,在地为用;水者,阴土也,降沉之象也,在地为体,在天为殒杀收藏之用也。其气上下交,则以成八卦矣。以医书言之,则是升浮降沉,温凉寒热四时也,以应八卦。若天火在上,地水在下,则是天地不交,阴阳不相辅也,是万物之道、大《易》之理绝灭矣。故经言独阳不生,独阴不长,天地阴阳何交会矣!故曰阳本根于阴,阴本根于阳,若不明根源,是不明道。故六阳之气生于地,则曰阳本根于阴。以人身言之,是六腑之气生发长散于胃土之中也。既阳气鼓舞万象有形质之物于天,为浮散者也;物极必反,阳极变阴,既六阳升浮之力在天,其力尽,是阳道终矣,所以鼓舞六阴有形之阴水在天、在外也。上六无位,必归于下,此老阳变阴之象也。是五脏之源在于天者也。天者,人之肺以应之,故曰阴本源于阳,水出高源者是也。人之五脏,其源在肺,肺者,背也,背在天也,故足太阳膀胱寒生长,其源在申,故阴寒自此而降,以成秋收气寒之渐也。降至于地下,以成冬藏,伏诸六阳在九泉之下者也。故五脏之气生于天，以人身，是五脏之气收降藏沉之源出于肺气之上，其流下行，既阴气下行沉坠，万化有形质之物皆收藏于地，为降沉者也；物极必反，阴极变阳，既六阴降沉之力在地，其力既尽，是阴道终矣，是老阴变阳，乃初九无位，是一岁四时之气，终而复始，为上下者也，莫知其纪，如环无端。

且太阴者，肺金收降之气，当居下体，今反在于上，抑遏厥阴风木反居于下，是不得上升也，故曰木郁，故令其吐出窒塞有形土化之物，使太阴秋肺收于下体，复其本以衰之，始上升手足厥阴之木，元气以伸，其舒畅上升之志得其所矣。又况金能克木，以吐伐之，则金衰矣。金者，其道当降，是塞因塞用，归其本矣。居于上则遏其木，故以吐伸之，乃泻金以助木也。遍考《内经》中所说，木郁则达之之义，止是食伤太阴有形之物，窒塞于胸中，克制厥阴木气，伏潜于下，不得舒伸于上。止此耳，别无异说。以六淫有余运气中论之。仲景《伤寒论》云：懊憹烦躁不得眠，不经汗下，谓之实烦，瓜蒂散主之；曾经妄汗、妄吐、妄下，谓之虚烦者，栀子豉汤主之。

说病形有余不足当补当泻之理

老夫欲令医者治阴阳之证,补泻不至错误,病家虽不知医,明晓所得之病,当补当泻之法,将《黄帝针经》第一卷第五篇[1]说形气有余不足当补当泻之理,录之于前,予自注者附之。

黄帝曰:形气之逆顺奈何? 岐伯答曰:形气不足,病气有余,是邪胜也,急当泻之;形气有余,病气不足,急当补之。形气不足,病气不足,此阴阳气俱不足也,不可刺之,刺之重不足,重不足则阴阳俱竭,血气皆尽,五脏空虚,筋骨髓枯,老者绝灭,壮者不复矣。形气有余,病气有余,此谓阴阳俱有余也,急泻其邪,调其虚实。故曰有余者泻之,不足者补之,此之谓也。

故曰:刺不知逆顺,真邪相搏,满者补之,则阴阳四溢,肠胃充廓,肝肺内䐜,阴阳相错;虚而泻之,则经脉空虚,血气枯竭,肠胃㒟辟,皮肤薄者,毛腠夭焦,予之死期。故曰:用针之要,在于知调阴与阳,调阴与阳,精气乃光,合形与气,使神内藏。

----

[1]《黄帝针经》第一卷第五篇:即《灵枢·根结》,为现通行本《灵枢》之第二卷第五篇。

故曰：上工平气，中工乱脉，下工绝气危生。故曰：下工不可不慎也，必审五脏变化之病，五脉之应，经络之实虚，皮肤之柔粗，而后取之也。

圣人垂慈之心已详矣，不合立言。老夫诚恐市井庄农山野间人，不知文理，故以俚语开解之云。但病来潮作之时，病气精神增添者，是为病气有余，乃邪气胜也，急泻之以寒凉酸苦之剂；若病来潮作之时，神气困弱者，为病气不足，乃真气不足也，急补之以辛甘温热之剂。不问形气有余并形气不足，只取病气有余不足也，不足者补之，有余者泻之。假令病气有余者，当急泻之以寒凉之剂，为邪气胜也；病气不足者，急当补之以辛甘温热之剂，此真气不足也。

夫形气者，气，谓口鼻中气息也；形，谓皮肤筋骨血脉也。形胜者为有余，消瘦者为不足。其气者，审口鼻中气，劳役如故，为气有余也；若喘息气促气短，或不足以息者，为不足也，故曰形气也，乃人之身形中气血也，当补当泻，全不在于此，只在病势潮作之时，病气增加者，是邪气胜也，急当泻之；如潮作之时，精神困弱，语言无力，及懒语者，是真气不足也，急当补之。若病人形气不足，病来潮作之时，病气亦不足，此乃阴阳俱不足也。禁用针，宜补之以甘药，不可以尽剂，不灸，弗已。脐下一寸五分，气海穴是也。

　　凡用药,若不本四时,以顺为逆。四时者,是春升、夏浮、秋降、冬沉,乃天地之升浮化降沉<small>化者,脾土中造化也</small>。是为四时之宜也。但言补之以辛甘温热之剂及味之薄者,诸风药是也,此助春夏之升浮者也,此便是泻秋收冬藏之药也,在人之身,乃肝心也。但言泻之以酸苦寒凉之剂,并淡味渗泄之药,此助秋冬之降沉者也,在人之身,是肺肾也。用药者,宜用此法度,慎毋忽焉!

方剂索引